Schonkost Kochbuch

Einfach gesund leben durch praktische und alltagstaugliche Rezepte, die eine optimale Verdauung und nachhaltiges Wohlbefinden ohne großen Aufwand ermöglichen

Rikert Kiefer

EXTRA BONUS IM INNEREN!

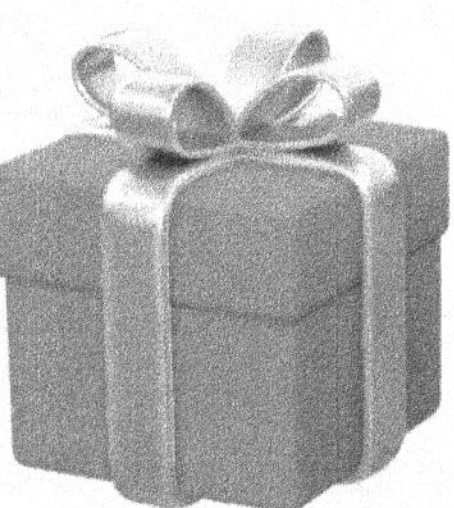

"Kräuter zum Greifen nah: Ihr Aromagarten"

IN DIESEM BONUS ERHALTEN SIE EINE SCHRITT-FÜR-SCHRITT-ANLEITUNG MIT WICHTIGEN TIPPS FÜR DEN ANBAU UND DIE PFLEGE IHRER KRÄUTER

BIS ZUM ENDE DES BUCHES BLÄTTERN UND **SCANNEN** SIE DEN **QR-CODE** EIN

Inhaltsverzeichnis

Einführung

Willkommen im "Schonkost Kochbuch: Einfach gesund leben durch praktische und alltagstaugliche Rezepte, die eine optimale Verdauung und nachhaltiges Wohlbefinden ohne großen Aufwand ermöglichen". Mein Name ist Rikert Kiefer und ich habe einen großen Teil meines Lebens damit verbracht, die Kunst der Schonkost zu erforschen und zu perfektionieren. Dieses Buch ist das Ergebnis jahrelanger Studien und Praxis, um Gerichte zu kreieren, die nicht nur den Gaumen erfreuen, sondern auch eine optimale Verdauung und langfristiges Wohlbefinden fördern.

Die Philosophie hinter diesem Buch ist einfach: Gutes Essen muss nicht kompliziert sein. Die Schonkost basiert auf Ernährungsprinzipien, die die Verdauung und die allgemeine Gesundheit fördern. Durch die Verwendung frischer und natürlicher Zutaten sind die hier vorgestellten Rezepte darauf ausgelegt, einfach zuzubereiten, nahrhaft und perfekt für den Alltag geeignet zu sein.

Wir beginnen mit den grundlegenden Prinzipien der Schonkost, indem wir die Grundlagen der Ernährung erläutern und eine Anleitung zu den wichtigsten Zutaten bieten. Dieses Kapitel soll Ihnen das notwendige Wissen vermitteln, um besser zu verstehen, wie Ihre Ernährungsentscheidungen Ihre Gesundheit und Ihr Wohlbefinden beeinflussen.

Als nächstes kommen die gesunden Frühstücke, die wichtigste Mahlzeit des Tages. Ich biete Ihnen Ideen, um energiereich in den Tag zu starten, und einige proteinreiche Rezepte, die Sie bis zum Mittagessen satt halten. Die leichten und nahrhaften Mittagessen folgen mit frischen Salaten und Suppen, die je nach Jahreszeit warm oder kalt genossen werden können.

Die Abendessen sind so gestaltet, dass sie ausgewogen sind, mit Hauptgerichten, die reich an magerem Protein sind, und gedünsteten Gemüsebeilagen, die das Mahl harmonisch abrunden. Die Desserts kommen nicht zu kurz: Hier finden Sie Süßspeisen ohne zugesetzten Zucker sowie köstliche natürliche Eiscremes und Sorbets, die Ihre Naschlust befriedigen, ohne die Gesundheit zu beeinträchtigen.

Abschließend habe ich einen Abschnitt über gesunde Snacks hinzugefügt, die ideal für diejenigen sind, die schnelle und nahrhafte Optionen zwischen den Mahlzeiten suchen, sowie einen 14-Tage-Meal-Plan mit Einkaufsliste, um die Organisation Ihrer Tage zu erleichtern.

Ich hoffe, dieses Buch wird zu einer wertvollen Ressource in Ihrer Küche und hilft Ihnen, gesünder und glücklicher zu leben. Viel Spaß beim Lesen und guten Appetit!

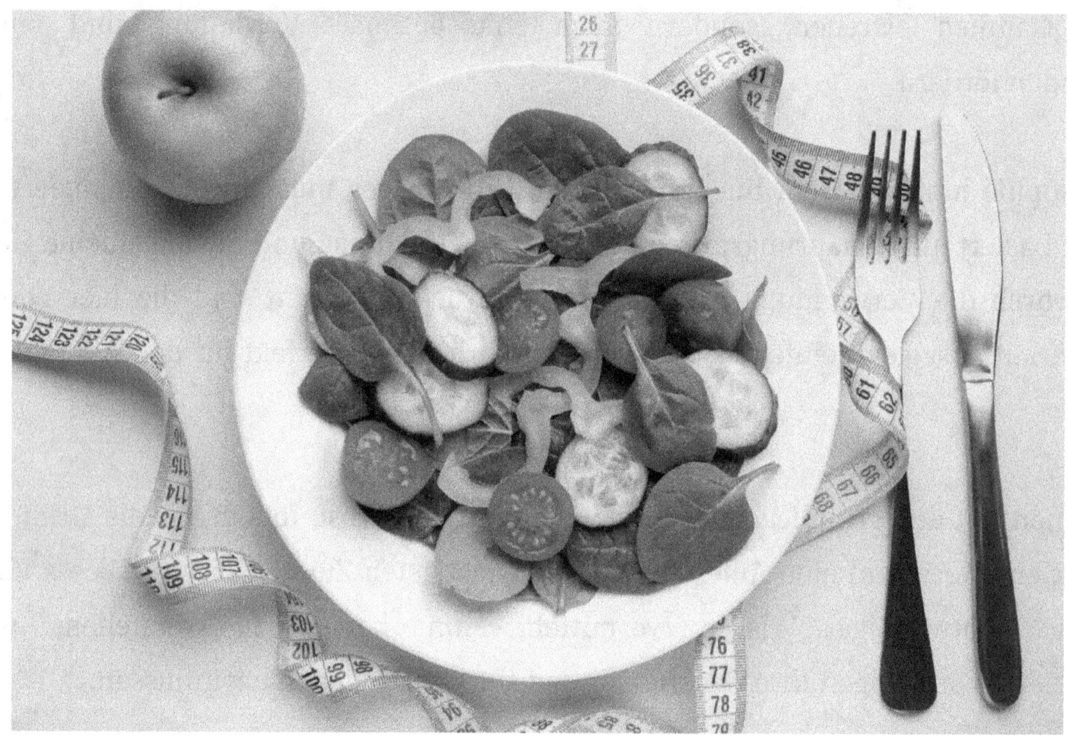

Kapitel 1: Prinzipien der Schonkost

Ernährungsgrundlagen

Die Schonkost, auch als leicht verdauliche Ernährung bekannt, basiert auf einem tiefen Verständnis der grundlegenden Ernährungsprinzipien, die den Körper in Balance halten und eine optimale Verdauung fördern. Diese Art der Ernährung konzentriert sich darauf, den Verdauungstrakt zu entlasten und gleichzeitig alle notwendigen Nährstoffe zu liefern, die der Körper benötigt.

Im Kern der Schonkost steht die Auswahl von Lebensmitteln, die sanft auf den Magen und Darm wirken. Dazu gehören leicht verdauliche Kohlenhydrate wie Reis, Kartoffeln und feines Gebäck, die den Verdauungstrakt schonen und eine langsame, gleichmäßige Energiezufuhr gewährleisten. Im Gegensatz zu schwer verdaulichen Lebensmitteln wie fettem Fleisch oder frittierter Kost, belasten diese Nahrungsmittel den Magen nicht unnötig.

Ein weiterer wichtiger Aspekt ist die Zubereitungsweise der Speisen. Gedünstete, gekochte oder gedämpfte Gerichte sind bevorzugt, da diese Methoden die Lebensmittel weich und leichter verdaulich machen. Rohkost und stark gewürzte Speisen hingegen können den Verdauungstrakt reizen und sollten in einer Schonkost-Diät nur sparsam verwendet werden. Das schonende Garen erhält zudem die Nährstoffe besser als aggressive Zubereitungsmethoden wie Braten oder Frittieren.

Proteine spielen ebenfalls eine zentrale Rolle in der Schonkost. Bevorzugt werden mageres Fleisch wie Huhn oder Pute, sowie Fisch und pflanzliche Proteinquellen wie Tofu und Hülsenfrüchte. Diese liefern essenzielle Aminosäuren, ohne den Verdauungstrakt zu überfordern. Insbesondere Fisch ist eine hervorragende Wahl, da er leicht verdaulich ist und wertvolle Omega-3-Fettsäuren liefert, die entzündungshemmend wirken und das Herz-Kreislauf-System unterstützen.
Fette sollten in der Schonkost sparsam und bewusst eingesetzt werden. Pflanzliche Öle wie Olivenöl oder Rapsöl sind hier vorzuziehen, da sie leicht verdauliche, ungesättigte Fettsäuren enthalten. Diese unterstützen den Körper bei der Aufnahme fettlöslicher Vitamine und tragen zu einer gesunden Zellfunktion bei. Butter und andere tierische Fette sollten hingegen nur in Maßen genossen werden, da sie schwerer verdaulich sind und den Magen belasten können.

Ein oft unterschätzter Faktor in der Schonkost ist die Flüssigkeitszufuhr. Ausreichendes Trinken ist essenziell, um die Verdauung zu unterstützen und den Körper hydriert zu halten. Wasser und Kräutertees sind ideale Begleiter, während koffeinhaltige Getränke und Alkohol vermieden oder stark reduziert werden sollten, da sie den Magen reizen und die Verdauung stören können.

Zu guter Letzt ist die regelmäßige Mahlzeitenstruktur ein zentraler Pfeiler der Schonkost. Kleine, häufige Mahlzeiten entlasten den Verdauungstrakt und verhindern Überlastung und Unwohlsein. Es ist ratsam, drei Hauptmahlzeiten und zwei bis drei kleine Snacks über den Tag verteilt zu sich zu nehmen, um den Stoffwechsel konstant in Gang zu halten und Heißhungerattacken zu vermeiden.

Anleitung zu den wichtigsten Zutaten

Die Wahl der richtigen Zutaten ist essenziell, um eine gesunde und ausgewogene Schonkost zu gewährleisten. Eine gut durchdachte Auswahl von Lebensmitteln unterstützt nicht nur die Verdauung, sondern liefert auch die notwendigen Vitamine, Mineralien und Nährstoffe, die der Körper braucht. Im Folgenden geben wir eine Anleitung zu den wichtigsten Zutaten, die in einer Schonkost-Diät nicht fehlen sollten.

Zu den Basiszutaten gehören zunächst leicht verdauliche Kohlenhydratquellen. Reis, insbesondere weißer Reis, ist eine hervorragende Wahl, da er mild zum Magen ist und leicht verdaut werden kann. Auch Kartoffeln sind vielseitig einsetzbar und stellen eine gute Quelle für komplexe Kohlenhydrate dar, die dem Körper nachhaltig Energie liefern. Haferflocken sind eine weitere ausgezeichnete Option; sie sind nicht nur nährstoffreich, sondern auch schonend für den Verdauungstrakt und bieten eine lang anhaltende Sättigung.

Gemüse spielt eine zentrale Rolle in der Schonkost. Magenfreundliche Sorten wie Karotten, Zucchini, Kürbis und Spinat sind reich an Vitaminen und Mineralstoffen, während sie gleichzeitig leicht verdaulich bleiben. Diese sollten vorzugsweise gedünstet oder gekocht werden, um ihre Bekömmlichkeit zu erhöhen und ihre Nährstoffe optimal verfügbar zu machen. Cruciferes Gemüse wie Brokkoli und Blumenkohl kann ebenfalls integriert werden, sollte aber gut gekocht werden, um mögliche Verdauungsprobleme zu vermeiden.

Obst ist ebenfalls ein wichtiger Bestandteil der Schonkost, aber nicht jedes Obst ist gleich gut verträglich. Bananen, Äpfel (vorzugsweise gedünstet oder gebacken) und Beeren wie Heidelbeeren und Erdbeeren sind schonende Optionen. Sie liefern nicht nur wichtige Vitamine und Antioxidantien, sondern sind auch eine wohlschmeckende Ergänzung zu jeder Mahlzeit. Zitrusfrüchte sollten hingegen in Maßen genossen werden, da sie bei manchen Menschen die Magenschleimhaut reizen können.

Proteinquellen in der Schonkost umfassen mageres Fleisch wie Hähnchen und Pute sowie Fischarten wie Lachs und Kabeljau, die nicht nur leicht verdaulich sind, sondern auch wertvolle Omega-3-Fettsäuren enthalten. Pflanzliche Proteine wie Tofu und Hülsenfrüchte wie Linsen und Kichererbsen sind ebenso wichtig. Diese sollten gut gekocht und in Maßen konsumiert werden, um Blähungen und Unwohlsein zu vermeiden.

Fette sind in der Schonkost nicht zu vernachlässigen, jedoch ist es entscheidend, die richtigen Arten zu wählen. Hochwertige pflanzliche Öle wie Olivenöl und Rapsöl sind ideale Quellen für gesunde Fette. Sie enthalten ungesättigte Fettsäuren, die für die Gesundheit des Herz-Kreislauf-Systems förderlich sind und die Aufnahme fettlöslicher Vitamine unterstützen. Nüsse und Samen, wie Mandeln und Chiasamen, bieten ebenfalls wertvolle Fettsäuren und können in kleinen Mengen genossen werden.

Zu den Flüssigkeiten, die in einer Schonkost-Diät bevorzugt werden sollten, gehören Wasser und ungesüßte Kräutertees. Diese helfen, den Körper hydratisiert zu halten und unterstützen die Verdauung. Koffeinhaltige Getränke und Alkohol sollten hingegen vermieden oder stark eingeschränkt werden, da sie den Magen reizen und die Verdauung beeinträchtigen können.

Kapitel 2: Gesunde Frühstücke

Ideen für einen energiereichen Start in den Tag

1. Gebackene Haferflocken mit Beeren

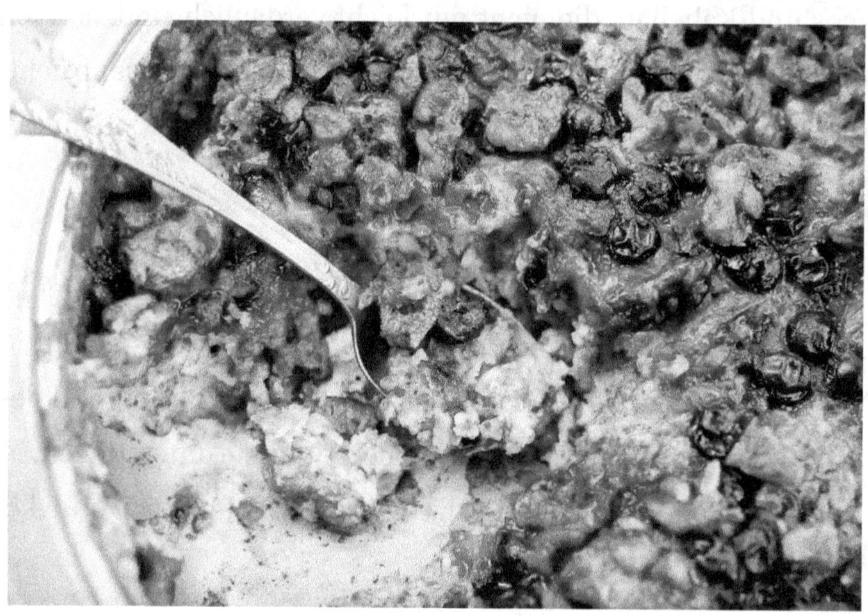

Zubereitungszeit: 10 Minuten | **Kochzeit:** 25 Minuten | **Portionen:** 2

Schwierigkeit: Einfach

Zutaten:

- 100 g Haferflocken
- 250 ml Mandelmilch
- 1 Ei
- 1 TL Zimt
- 1 TL Vanilleextrakt
- 100 g gemischte Beeren
- 1 TL Honig

Zubereitung:

1. Ofen auf 180 °C vorheizen.
2. Haferflocken, Mandelmilch, Ei, Zimt und Vanilleextrakt in einer Schüssel mischen.
3. Beeren und Honig unterheben.
4. Mischung in eine Auflaufform geben und 25 Minuten backen.

Nährwerte (pro Portion): Kalorien: 250 | Fett: 6 g | Kohlenhydrate: 40 g | Protein: 8 g | Zucker: 15 g | Natrium: 70 mg

2. Gedämpfte Gemüse-Omeletts

Zubereitungszeit: 10 Minuten | **Kochzeit:** 15 Minuten | **Portionen:** 2
Schwierigkeit: Einfach
Zutaten:

- 4 Eier
- 1 kleine Paprika, gewürfelt
- 1 kleine Zucchini, gewürfelt
- 50 g Babyspinat, gehackt
- Salz und Pfeffer nach Geschmack

Zubereitung:

1. Eier in einer Schüssel verquirlen und mit Salz und Pfeffer würzen.
2. Gemüse unterrühren.
3. Mischung in Silikon-Muffinförmchen füllen.
4. In einem Dampfgarer bei mittlerer Hitze 15 Minuten dämpfen.

Nährwerte (pro Portion): Kalorien: 160 | Fett: 10 g | Kohlenhydrate: 5 g | Protein: 12 g | Zucker: 2 g | Natrium: 150 mg

3. Quinoa-Frühstücks-Bowl

Zubereitungszeit: 15 Minuten | **Kochzeit:** 15 Minuten | **Portionen:** 2

Schwierigkeit: Einfach

Zutaten:

- 100 g Quinoa
- 1 Apfel, gewürfelt
- 1 TL Zimt
- 1 EL Rosinen
- 250 ml Mandelmilch
- 1 TL Honig

Zubereitung:

1. Quinoa nach Packungsanweisung kochen.
2. Apfelstücke, Zimt und Rosinen hinzufügen.
3. Mit Mandelmilch und Honig vermischen.
4. Warm servieren.

Nährwerte (pro Portion): Kalorien: 220 | Fett: 4 g | Kohlenhydrate: 38 g | Protein: 6 g | Zucker: 12 g | Natrium: 30 mg

4. Gebackene Avocado-Eier

Zubereitungszeit: 5 Minuten | **Kochzeit:** 15 Minuten | **Portionen:** 2

Schwierigkeit: Einfach

Zutaten:

- 2 Avocados
- 4 Eier
- Salz und Pfeffer nach Geschmack
- Eine Prise Paprikapulver

Zubereitung:

1. Ofen auf 200 °C vorheizen.
2. Avocados halbieren und Kern entfernen.
3. Je ein Ei in jede Avocadohälfte schlagen.
4. Mit Salz, Pfeffer und Paprikapulver würzen.
5. 15 Minuten backen, bis das Eiweiß fest ist.

Nährwerte (pro Portion): Kalorien: 300 | Fett: 24 g | Kohlenhydrate: 12 g | Protein: 12 g | Zucker: 1 g | Natrium: 150 mg

5. Chia-Pudding mit Mango

Zubereitungszeit: 10 Minuten | **Kochzeit:** 0 Minuten | **Portionen:** 2

Schwierigkeit: Einfach

Zutaten:

- 4 EL Chiasamen
- 250 ml Kokosmilch
- 1 TL Vanilleextrakt
- 1 reife Mango, gewürfelt
- 1 TL Ahornsirup

Zubereitung:

1. Chiasamen, Kokosmilch und Vanilleextrakt in einer Schüssel mischen.
2. Über Nacht im Kühlschrank quellen lassen.
3. Mit Mangostücken und Ahornsirup garnieren.

Nährwerte (pro Portion): Kalorien: 280 | Fett: 15 g | Kohlenhydrate: 32 g | Protein: 5 g | Zucker: 20 g | Natrium: 20 mg

6. Haferflocken-Energy-Bites

Zubereitungszeit: 15 Minuten | **Kochzeit:** 0 Minuten | **Portionen:** 2

Schwierigkeit: Einfach

Zutaten:

- 100 g Haferflocken
- 2 EL Erdnussbutter
- 1 EL Honig
- 1 TL Vanilleextrakt
- Eine Handvoll Schokodrops

Zubereitung:

1. Alle Zutaten in einer Schüssel gut vermischen.
2. Kleine Bällchen formen.
3. Im Kühlschrank für mindestens 30 Minuten fest werden lassen.

Nährwerte (pro Portion): Kalorien: 200 | Fett: 10 g | Kohlenhydrate: 25 g | Protein: 5 g | Zucker: 12 g | Natrium: 80 mg

7. Gebackene Süßkartoffel-Pommes

Zubereitungszeit: 10 Minuten | **Kochzeit:** 25 Minuten | **Portionen:** 2

Schwierigkeit: Einfach

Zutaten:

- 2 kleine Süßkartoffeln
- 1 EL Olivenöl
- 1 TL Paprika
- Salz und Pfeffer nach Geschmack

Zubereitung:

1. Ofen auf 200 °C vorheizen.
2. Süßkartoffeln schälen und in Streifen schneiden.
3. Mit Olivenöl, Paprika, Salz und Pfeffer vermischen.
4. Auf ein Backblech legen und 25 Minuten backen, bis sie knusprig sind.

Nährwerte (pro Portion): Kalorien: 180 | Fett: 5 g | Kohlenhydrate: 30 g | Protein: 2 g | Zucker: 6 g | Natrium: 150 mg

8. Gebackene Bananen mit Nüssen

Zubereitungszeit: 5 Minuten | **Kochzeit:** 10 Minuten | **Portionen:** 2

Schwierigkeit: Einfach

Zutaten:

- 2 Bananen
- 2 EL gehackte Nüsse (z.B. Walnüsse oder Mandeln)
- 1 TL Zimt
- 1 TL Honig

Zubereitung:

1. Ofen auf 180 °C vorheizen.
2. Bananen längs halbieren und in eine Auflaufform legen.
3. Mit Nüssen, Zimt und Honig bestreuen.
4. 10 Minuten backen, bis die Bananen weich und karamellisiert sind.

Nährwerte (pro Portion): Kalorien: 220 | Fett: 8 g | Kohlenhydrate: 35 g | Protein: 2 g | Zucker: 18 g | Natrium: 10 mg

9. Gedämpfte Vollkorn-Dumplings

Zubereitungszeit: 20 Minuten | **Kochzeit:** 15 Minuten | **Portionen:** 2

Schwierigkeit: Mittel

Zutaten:

- 200 g Vollkornmehl
- 1 TL Backpulver
- 1 Prise Salz
- 100 ml Wasser
- 1 Karotte, gerieben
- 1 Zucchini, gerieben
- 50 g Tofu, zerdrückt

Zubereitung:

1. Mehl, Backpulver und Salz in einer Schüssel mischen.
2. Wasser hinzufügen und zu einem Teig kneten.
3. Karotte, Zucchini und Tofu vermischen und als Füllung verwenden.
4. Teig ausrollen, in Kreise schneiden, füllen und zu Dumplings formen.
5. 15 Minuten dämpfen.

Nährwerte (pro Portion): Kalorien: 250 | Fett: 4 g | Kohlenhydrate: 45 g | Protein: 8 g | Zucker: 4 g | Natrium: 70 mg

10. Gebackene Frühstücks-Burritos

Zubereitungszeit: 15 Minuten | **Kochzeit:** 20 Minuten | **Portionen:** 2

Schwierigkeit: Mittel

Zutaten:

- 2 Vollkorn-Tortillas
- 4 Eier
- 1 kleine Paprika, gewürfelt
- 1 kleine Zwiebel, gehackt
- 50 g geriebener Käse

- Salz und Pfeffer nach Geschmack

Zubereitung:

1. Ofen auf 180 °C vorheizen.
2. Eier verquirlen und mit Paprika, Zwiebel, Salz und Pfeffer vermischen.
3. Mischung in eine Pfanne geben und leicht stocken lassen.
4. Eiermischung und Käse auf die Tortillas verteilen, einrollen und in eine Auflaufform legen.
5. 20 Minuten backen, bis die Burritos goldbraun sind.

Nährwerte (pro Portion): Kalorien: 300 | Fett: 15 g | Kohlenhydrate: 30 g | Protein: 15 g | Zucker: 4 g | Natrium: 250 mg

Proteinreiche Frühstücksrezepte

11.   Gebackene Eier mit Spinat und Feta

Zubereitungszeit: 10 Minuten | **Kochzeit:** 15 Minuten | **Portionen:** 2

Schwierigkeit: Einfach

Zutaten:

- 4 Eier
- 100 g Babyspinat
- 50 g Feta-Käse, zerbröckelt
- 1 TL Olivenöl
- Salz und Pfeffer nach Geschmack

Zubereitung:

1. Ofen auf 180 °C vorheizen.
2. Babyspinat in einer Pfanne mit Olivenöl kurz andünsten.
3. Spinat in zwei ofenfeste Förmchen geben.
4. Jeweils zwei Eier über den Spinat schlagen und mit Feta bestreuen.
5. Mit Salz und Pfeffer würzen und 15 Minuten backen.

Nährwerte (pro Portion): Kalorien: 220 | Fett: 16 g | Kohlenhydrate: 3 g | Protein: 16 g | Zucker: 1 g | Natrium: 300 mg

12.   Quark-Pfannkuchen

Zubereitungszeit: 10 Minuten | **Kochzeit:** 15 Minuten | **Portionen:** 2

Schwierigkeit: Einfach

Zutaten:

- 200 g Magerquark
- 2 Eier
- 50 g Haferflockenmehl
- 1 TL Vanilleextrakt
- 1 TL Backpulver

Zubereitung:

1. Ofen auf 180 °C vorheizen.
2. Alle Zutaten in einer Schüssel gut vermischen.
3. Den Teig in kleinen Portionen auf ein mit Backpapier ausgelegtes Blech geben.
4. 15 Minuten backen, bis die Pfannkuchen goldbraun sind.

Nährwerte (pro Portion): Kalorien: 180 | Fett: 6 g | Kohlenhydrate: 10 g | Protein: 20 g | Zucker: 2 g | Natrium: 120 mg

13. Proteinreiche Haferflocken-Muffins

Zubereitungszeit: 15 Minuten | **Kochzeit:** 20 Minuten | **Portionen:** 2
Schwierigkeit: Einfach
Zutaten:

- 100 g Haferflocken
- 2 Eier
- 50 ml Mandelmilch
- 1 TL Backpulver
- 1 TL Zimt
- 1 TL Vanilleextrakt
- 1 Banane, zerdrückt

Zubereitung:

1. Ofen auf 180 °C vorheizen.
2. Haferflocken, Backpulver und Zimt in einer Schüssel vermischen.
3. Eier, Mandelmilch, Vanilleextrakt und zerdrückte Banane hinzufügen und gut vermengen.
4. Mischung in Muffinformen geben und 20 Minuten backen.

Nährwerte (pro Portion): Kalorien: 220 | Fett: 8 g | Kohlenhydrate: 25 g | Protein: 10 g | Zucker: 8 g | Natrium: 90 mg

14. Gebackene Eier-Muffins mit Gemüse

Zubereitungszeit: 10 Minuten | **Kochzeit:** 20 Minuten | **Portionen:** 2

Schwierigkeit: Einfach

Zutaten:

- 4 Eier
- 1 kleine Paprika, gewürfelt
- 1 kleine Zucchini, gewürfelt
- 50 g geriebener Käse
- Salz und Pfeffer nach Geschmack

Zubereitung:

1. Ofen auf 180 °C vorheizen.
2. Eier in einer Schüssel verquirlen und mit Salz und Pfeffer würzen.
3. Paprika, Zucchini und geriebenen Käse unterrühren.
4. Mischung in Muffinformen füllen und 20 Minuten backen.

Nährwerte (pro Portion): Kalorien: 200 | Fett: 12 g | Kohlenhydrate: 5 g | Protein: 16 g | Zucker: 3 g | Natrium: 200 mg

15. Protein-Power-Bowl mit Quinoa und Gemüse

Zubereitungszeit: 15 Minuten | **Kochzeit:** 20 Minuten | **Portionen:** 2

Schwierigkeit: Mittel

Zutaten:

- 100 g Quinoa
- 1 Avocado, gewürfelt
- 1 kleine Paprika, gewürfelt
- 1 kleine rote Zwiebel, gehackt
- 50 g Kichererbsen, abgetropft
- 1 EL Zitronensaft
- Salz und Pfeffer nach Geschmack

Zubereitung:

1. Quinoa nach Packungsanweisung kochen und abkühlen lassen.
2. Alle Zutaten in einer Schüssel vermischen und mit Zitronensaft, Salz und Pfeffer abschmecken.
3. Gut durchmischen und servieren.

Nährwerte (pro Portion): Kalorien: 300 | Fett: 14 g | Kohlenhydrate: 35 g | Protein: 10 g | Zucker: 6 g | Natrium: 200 mg

16.   Gebackene Tofu-Scramble

Zubereitungszeit: 10 Minuten | **Kochzeit:** 20 Minuten | **Portionen:** 2
Schwierigkeit: Einfach
Zutaten:

- 200 g Tofu, zerdrückt
- 1 kleine Zucchini, gewürfelt
- 1 kleine Tomate, gewürfelt
- 1 TL Kurkuma
- Salz und Pfeffer nach Geschmack
- 1 TL Olivenöl

Zubereitung:

1. Ofen auf 180 °C vorheizen.
2. Tofu, Zucchini, Tomate, Kurkuma, Salz und Pfeffer in einer Schüssel vermischen.
3. Mit Olivenöl beträufeln und auf ein Backblech geben.
4. 20 Minuten backen, gelegentlich umrühren.

Nährwerte (pro Portion): Kalorien: 180 | Fett: 10 g | Kohlenhydrate: 8 g | Protein: 15 g | Zucker: 3 g | Natrium: 150 mg

17.   Gebackene Proteinriegel

Zubereitungszeit: 15 Minuten | **Kochzeit:** 20 Minuten | **Portionen:** 2

Schwierigkeit: Mittel

Zutaten:

- 100 g Haferflocken
- 50 g Proteinpulver
- 2 EL Honig
- 1 Ei
- 50 g gehackte Nüsse

Zubereitung:

1. Ofen auf 180 °C vorheizen.
2. Alle Zutaten in einer Schüssel gut vermischen.
3. Die Mischung in eine gefettete Form drücken.
4. 20 Minuten backen, bis die Riegel fest sind.

Nährwerte (pro Portion): Kalorien: 250 | Fett: 10 g | Kohlenhydrate: 30 g | Protein: 15 g | Zucker: 12 g | Natrium: 50 mg

18.   Gedämpfte Eier mit Lachs

Zubereitungszeit: 10 Minuten | **Kochzeit:** 15 Minuten | **Portionen:** 2

Schwierigkeit: Einfach

Zutaten:

- 4 Eier
- 100 g Räucherlachs, gewürfelt
- 1 TL Dill
- Salz und Pfeffer nach Geschmack

Zubereitung:

1. Eier in einer Schüssel verquirlen und mit Salz, Pfeffer und Dill würzen.
2. Lachs unterrühren.
3. Mischung in kleine Schalen füllen.
4. In einem Dampfgarer bei mittlerer Hitze 15 Minuten dämpfen.

Nährwerte (pro Portion): Kalorien: 220 | Fett: 14 g | Kohlenhydrate: 2 g | Protein: 20 g | Zucker: 0 g | Natrium: 250 mg

19. Gebackene Quinoa-Muffins

Zubereitungszeit: 15 Minuten | **Kochzeit:** 20 Minuten | **Portionen:** 2

Schwierigkeit: Mittel

Zutaten:

- 100 g gekochte Quinoa
- 2 Eier
- 1 kleine Zucchini, gerieben
- 50 g geriebener Käse
- Salz und Pfeffer nach Geschmack

Zubereitung:

1. Ofen auf 180 °C vorheizen.
2. Alle Zutaten in einer Schüssel gut vermischen.
3. Mischung in Muffinformen geben und 20 Minuten backen.

Nährwerte (pro Portion): Kalorien: 210 | Fett: 10 g | Kohlenhydrate: 15 g | Protein: 12 g | Zucker: 2 g | Natrium: 180 mg

20. Gebackene Eier mit Avocado und Tomaten

Zubereitungszeit: 10 Minuten | **Kochzeit:** 15 Minuten | **Portionen:** 2

Schwierigkeit: Einfach

Zutaten:

- 4 Eier
- 1 Avocado, gewürfelt
- 1 Tomate, gewürfelt
- Salz und Pfeffer nach Geschmack
- Eine Prise Paprikapulver

Zubereitung:

1. Ofen auf 180 °C vorheizen.
2. Eier in einer Schüssel verquirlen und mit Salz, Pfeffer und Paprikapulver würzen.
3. Avocado und Tomaten unterrühren.
4. Mischung in ofenfeste Förmchen füllen und 15 Minuten backen.

Nährwerte (pro Portion): Kalorien: 240 | Fett: 18 g | Kohlenhydrate: 6 g | Protein: 15 g | Zucker: 2 g | Natrium: 150 mg

Kapitel 3: Leichte und nahrhafte Mittagessen

Frische und geschmackvolle Salate

21.   Gebackener Hähnchen-Quinoa-Salat

Zubereitungszeit: 15 Minuten | **Kochzeit:** 20 Minuten | **Portionen:** 2

Schwierigkeit: Einfach

Zutaten:

- 200 g Hähnchenbrust
- 100 g Quinoa
- 1 kleine Gurke, gewürfelt
- 1 Paprika, gewürfelt
- 50 g Feta-Käse, zerbröckelt
- 1 EL Olivenöl
- Saft einer Zitrone
- Salz und Pfeffer nach Geschmack

Zubereitung:

1. Ofen auf 180 °C vorheizen. Hähnchenbrust mit Salz und Pfeffer würzen, auf ein Backblech legen und 20 Minuten backen.
2. Quinoa nach Packungsanweisung kochen.
3. Hähnchenbrust in Streifen schneiden.
4. Gurke, Paprika, Quinoa und Hähnchen in einer Schüssel vermengen.
5. Mit Olivenöl und Zitronensaft abschmecken und mit Feta-Käse bestreuen.

Nährwerte (pro Portion): Kalorien: 350 | Fett: 12 g | Kohlenhydrate: 30 g | Protein: 30 g | Zucker: 4 g | Natrium: 200 mg

22. Gebackener Linsensalat mit Rucola und Tomaten

Zubereitungszeit: 15 Minuten | **Kochzeit:** 20 Minuten | **Portionen:** 2

Schwierigkeit: Einfach

Zutaten:

- 100 g grüne Linsen
- 100 g Rucola
- 200 g Kirschtomaten, halbiert
- 1 kleine rote Zwiebel, gehackt
- 1 EL Olivenöl
- 1 TL Balsamico-Essig
- Salz und Pfeffer nach Geschmack

Zubereitung:

1. Linsen nach Packungsanweisung kochen.
2. Rucola, Kirschtomaten und gehackte Zwiebel in einer Schüssel vermengen.
3. Linsen hinzufügen und mit Olivenöl und Balsamico-Essig abschmecken.
4. Mit Salz und Pfeffer würzen und gut vermischen.

Nährwerte (pro Portion): Kalorien: 250 | Fett: 8 g | Kohlenhydrate: 30 g | Protein: 10 g | Zucker: 6 g | Natrium: 100 mg

23. Gebackener Auberginen-Granatapfel-Salat

Zubereitungszeit: 20 Minuten | **Kochzeit:** 25 Minuten | **Portionen:** 2

Schwierigkeit: Einfach

Zutaten:

- 1 mittelgroße Aubergine, gewürfelt
- 1 Granatapfel, entkernt
- 50 g Rucola
- 1 EL Olivenöl
- 1 TL Zitronensaft
- Salz und Pfeffer nach Geschmack

Zubereitung:

1. Ofen auf 200 °C vorheizen. Auberginenwürfel mit Olivenöl, Salz und Pfeffer vermischen und 25 Minuten backen.

2. Rucola und Granatapfelkerne in eine Schüssel geben.

3. Gebackene Aubergine hinzufügen und mit Zitronensaft abschmecken.

Nährwerte (pro Portion): Kalorien: 200 | Fett: 10 g | Kohlenhydrate: 28 g | Protein: 4 g | Zucker: 18 g | Natrium: 50 mg

24. Gebackener Süßkartoffel-Kichererbsen-Salat

Zubereitungszeit: 15 Minuten | **Kochzeit:** 30 Minuten | **Portionen:** 2

Schwierigkeit: Einfach

Zutaten:

- 1 große Süßkartoffel, gewürfelt
- 200 g Kichererbsen, abgetropft
- 1 TL Paprikapulver
- 1 TL Kreuzkümmel
- 1 EL Olivenöl
- 100 g Babyspinat
- Saft einer halben Zitrone

Zubereitung:

1. Ofen auf 200 °C vorheizen. Süßkartoffelwürfel und Kichererbsen mit Paprikapulver, Kreuzkümmel und Olivenöl vermengen und 30 Minuten backen.

2. Babyspinat in eine Schüssel geben.

3. Gebackene Süßkartoffeln und Kichererbsen hinzufügen und mit Zitronensaft abschmecken.

Nährwerte (pro Portion): Kalorien: 320 | Fett: 10 g | Kohlenhydrate: 45 g | Protein: 8 g | Zucker: 10 g | Natrium: 200 mg

25.   Gebackener Brokkoli-Mandel-Salat

Zubereitungszeit: 15 Minuten | **Kochzeit:** 15 Minuten | **Portionen:** 2

Schwierigkeit: Einfach

Zutaten:

- 200 g Brokkoliröschen
- 50 g Mandeln, gehackt
- 1 Apfel, gewürfelt
- 1 EL Olivenöl
- 1 TL Zitronensaft
- Salz und Pfeffer nach Geschmack

Zubereitung:

1. Ofen auf 200 °C vorheizen. Brokkoliröschen mit Olivenöl, Salz und Pfeffer vermengen und 15 Minuten backen.
2. Apfelwürfel und gehackte Mandeln in eine Schüssel geben.
3. Gebackenen Brokkoli hinzufügen und mit Zitronensaft abschmecken.

Nährwerte (pro Portion): Kalorien: 220 | Fett: 14 g | Kohlenhydrate: 18 g | Protein: 6 g | Zucker: 8 g | Natrium: 50 mg

26.   Gebackener Zucchini-Tomaten-Salat

Zubereitungszeit: 15 Minuten | **Kochzeit:** 15 Minuten | **Portionen:** 2

Schwierigkeit: Einfach

Zutaten:

- 2 Zucchini, in Scheiben geschnitten
- 200 g Kirschtomaten, halbiert
- 1 EL Olivenöl
- 1 TL Oregano
- 50 g Feta-Käse, zerbröckelt
- Salz und Pfeffer nach Geschmack

Zubereitung:

1. Ofen auf 200 °C vorheizen. Zucchinischeiben mit Olivenöl, Oregano, Salz und Pfeffer vermengen und 15 Minuten backen.

2. Kirschtomaten und Feta-Käse in eine Schüssel geben.

3. Gebackene Zucchini hinzufügen und gut vermischen.

Nährwerte (pro Portion): Kalorien: 180 | Fett: 10 g | Kohlenhydrate: 12 g | Protein: 8 g | Zucker: 7 g | Natrium: 180 mg

27. Gebackener Kürbis-Salat mit Rucola und Ziegenkäse

Zubereitungszeit: 15 Minuten | **Kochzeit:** 25 Minuten | **Portionen:** 2

Schwierigkeit: Einfach

Zutaten:

- 200 g Butternut-Kürbis, gewürfelt
- 50 g Rucola
- 50 g Ziegenkäse, zerbröckelt
- 1 EL Olivenöl
- 1 TL Balsamico-Essig
- Salz und Pfeffer nach Geschmack

Zubereitung:

1. Ofen auf 200 °C vorheizen. Kürbiswürfel mit Olivenöl, Salz und Pfeffer vermengen und 25 Minuten backen.

2. Rucola und Ziegenkäse in eine Schüssel geben.

3. Gebackenen Kürbis hinzufügen und mit Balsamico-Essig abschmecken.

Nährwerte (pro Portion): Kalorien: 240 | Fett: 14 g | Kohlenhydrate: 22 g | Protein: 6 g | Zucker: 8 g | Natrium: 150 mg

28. Gebackener Blumenkohl-Granatapfel-Salat

Zubereitungszeit: 20 Minuten | **Kochzeit:** 25 Minuten | **Portionen:** 2

Schwierigkeit: Einfach

Zutaten:

- 200 g Blumenkohlröschen
- 1 Granatapfel, entkernt
- 50 g Babyspinat
- 1 EL Olivenöl
- 1 TL Zitronensaft
- Salz und Pfeffer nach Geschmack

Zubereitung:

1. Ofen auf 200 °C vorheizen. Blumenkohlröschen mit Olivenöl, Salz und Pfeffer vermengen und 25 Minuten backen.
2. Babyspinat und Granatapfelkerne in eine Schüssel geben.
3. Gebackenen Blumenkohl hinzufügen und mit Zitronensaft abschmecken.

Nährwerte (pro Portion): Kalorien: 190 | Fett: 9 g | Kohlenhydrate: 26 g | Protein: 4 g | Zucker: 16 g | Natrium: 60 mg

29. Gebackener Tofu-Salat mit Sesam und Avocado

Zubereitungszeit: 20 Minuten | **Kochzeit:** 20 Minuten | **Portionen:** 2

Schwierigkeit: Einfach

Zutaten:

- 200 g Tofu, gewürfelt
- 1 EL Sojasauce
- 1 EL Sesamöl
- 1 EL Sesamsamen
- 1 Avocado, gewürfelt
- 100 g gemischter Salat

Zubereitung:

1. Ofen auf 200 °C vorheizen. Tofuwürfel mit Sojasauce und Sesamöl vermengen, Sesamsamen darüber streuen und 20 Minuten backen.
2. Avocadowürfel und gemischten Salat in eine Schüssel geben.

3. Gebackenen Tofu hinzufügen und gut vermischen.

Nährwerte (pro Portion): Kalorien: 280 | Fett: 18 g | Kohlenhydrate: 14 g | Protein: 12 g | Zucker: 2 g | Natrium: 300 mg

30. Gebackener Spargel-Quinoa-Salat

Zubereitungszeit: 20 Minuten | **Kochzeit:** 25 Minuten | **Portionen:** 2

Schwierigkeit: Einfach

Zutaten:

- 200 g grüner Spargel, in Stücke geschnitten
- 100 g Quinoa
- 1 kleine rote Zwiebel, gehackt
- 1 EL Olivenöl
- 1 TL Zitronensaft
- Salz und Pfeffer nach Geschmack

Zubereitung:

1. Ofen auf 200 °C vorheizen. Spargelstücke mit Olivenöl, Salz und Pfeffer vermengen und 25 Minuten backen.
2. Quinoa nach Packungsanweisung kochen und abkühlen lassen.
3. Gebackenen Spargel, Quinoa und gehackte rote Zwiebel in eine Schüssel geben.
4. Mit Zitronensaft abschmecken und gut vermischen.

Nährwerte (pro Portion): Kalorien: 250 | Fett: 10 g | Kohlenhydrate: 30 g | Protein: 8 g | Zucker: 4 g | Natrium: 150 mg

Warme und kalte Suppen

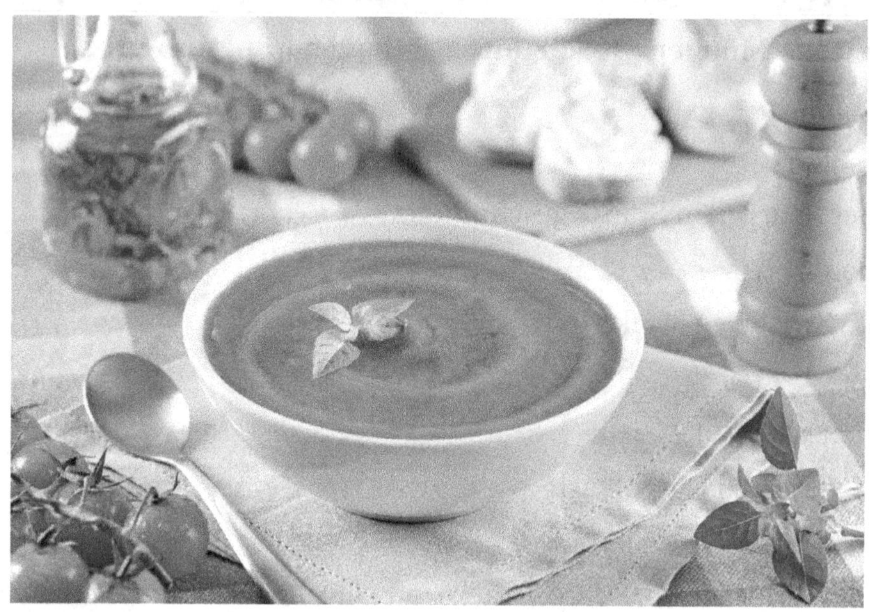

Zubereitungszeit: 10 Minuten | **Kochzeit:** 30 Minuten | **Portionen:** 2

Schwierigkeit: Einfach

Zutaten:

- 500 g reife Tomaten, gehackt
- 1 kleine Zwiebel, gehackt
- 2 Knoblauchzehen, gehackt
- 500 ml Gemüsebrühe
- 1 EL Olivenöl
- Salz und Pfeffer nach Geschmack
- Frische Basilikumblätter zur Garnitur

Zubereitung:

1. Olivenöl in einem Topf erhitzen und Zwiebel und Knoblauch darin glasig dünsten.
2. Tomaten hinzufügen und 10 Minuten köcheln lassen.
3. Gemüsebrühe hinzugeben und weitere 20 Minuten köcheln lassen.
4. Suppe pürieren und mit Salz und Pfeffer abschmecken.
5. Mit frischem Basilikum garnieren.

Nährwerte (pro Portion): Kalorien: 150 | Fett: 5 g | Kohlenhydrate: 22 g | Protein: 3 g | Zucker: 12 g | Natrium: 600 mg

32. Kalte Gurkensuppe

Zubereitungszeit: 15 Minuten | **Kochzeit:** 0 Minuten | **Portionen:** 2

Schwierigkeit: Einfach

Zutaten:

- 2 große Gurken, geschält und entkernt
- 250 g griechischer Joghurt
- 1 Knoblauchzehe, gehackt
- 1 EL Zitronensaft
- 1 EL Olivenöl
- Salz und Pfeffer nach Geschmack
- Frische Dillzweige zur Garnitur

Zubereitung:

1. Gurken, Joghurt, Knoblauch, Zitronensaft und Olivenöl in einen Mixer geben und pürieren.
2. Mit Salz und Pfeffer abschmecken.
3. Im Kühlschrank mindestens eine Stunde kühlen.
4. Mit frischem Dill garnieren.

Nährwerte (pro Portion): Kalorien: 120 | Fett: 7 g | Kohlenhydrate: 10 g | Protein: 5 g | Zucker: 6 g | Natrium: 150 mg

33. Karotten-Ingwer-Suppe

Zubereitungszeit: 15 Minuten | **Kochzeit:** 25 Minuten | **Portionen:** 2

Schwierigkeit: Einfach

Zutaten:

- 500 g Karotten, geschält und in Scheiben geschnitten
- 1 kleine Zwiebel, gehackt
- 1 Stück Ingwer (ca. 2 cm), geschält und gehackt
- 500 ml Gemüsebrühe
- 1 EL Olivenöl
- Salz und Pfeffer nach Geschmack
- Frische Petersilie zur Garnitur

Zubereitung:

1. Olivenöl in einem Topf erhitzen und Zwiebel und Ingwer darin glasig dünsten.
2. Karotten hinzufügen und 5 Minuten anbraten.
3. Gemüsebrühe hinzufügen und 20 Minuten köcheln lassen.
4. Suppe pürieren und mit Salz und Pfeffer abschmecken.
5. Mit frischer Petersilie garnieren.

Nährwerte (pro Portion): Kalorien: 180 | Fett: 5 g | Kohlenhydrate: 30 g | Protein: 3 g | Zucker: 15 g | Natrium: 600 mg

34. Gazpacho

Zubereitungszeit: 20 Minuten | **Kochzeit:** 0 Minuten | **Portionen:** 2
Schwierigkeit: Einfach
Zutaten:

- 4 reife Tomaten, gehackt
- 1 rote Paprika, entkernt und gehackt
- 1 Gurke, geschält und gehackt
- 1 kleine rote Zwiebel, gehackt
- 2 Knoblauchzehen, gehackt
- 2 EL Olivenöl
- 2 EL Rotweinessig
- Salz und Pfeffer nach Geschmack
- Frisches Basilikum zur Garnitur

Zubereitung:

1. Alle Zutaten in einen Mixer geben und pürieren.
2. Mit Salz und Pfeffer abschmecken.
3. Im Kühlschrank mindestens eine Stunde kühlen.
4. Mit frischem Basilikum garnieren.

Nährwerte (pro Portion): Kalorien: 140 | Fett: 7 g | Kohlenhydrate: 18 g | Protein: 3 g | Zucker: 12 g | Natrium: 150 mg

35. Brokkoli-Cremesuppe

Zubereitungszeit: 15 Minuten | **Kochzeit:** 20 Minuten | **Portionen:** 2

Schwierigkeit: Einfach

Zutaten:

- 300 g Brokkoli, in Röschen geteilt
- 1 kleine Zwiebel, gehackt
- 1 Knoblauchzehe, gehackt
- 500 ml Gemüsebrühe
- 100 ml Sahne
- 1 EL Olivenöl
- Salz und Pfeffer nach Geschmack
- Frische Petersilie zur Garnitur

Zubereitung:

1. Olivenöl in einem Topf erhitzen und Zwiebel und Knoblauch darin glasig dünsten.
2. Brokkoli hinzufügen und kurz anbraten.
3. Gemüsebrühe hinzufügen und 15 Minuten köcheln lassen.
4. Suppe pürieren und Sahne einrühren.
5. Mit Salz und Pfeffer abschmecken und mit frischer Petersilie garnieren.

Nährwerte (pro Portion): Kalorien: 220 | Fett: 15 g | Kohlenhydrate: 15 g | Protein: 5 g | Zucker: 6 g | Natrium: 600 mg

36. Erbsensuppe

Zubereitungszeit: 10 Minuten | **Kochzeit:** 20 Minuten | **Portionen:** 2

Schwierigkeit: Einfach

Zutaten:

- 300 g grüne Erbsen (frisch oder tiefgekühlt)
- 1 kleine Zwiebel, gehackt
- 1 Knoblauchzehe, gehackt
- 500 ml Gemüsebrühe
- 1 EL Olivenöl
- Salz und Pfeffer nach Geschmack
- Frische Minze zur Garnitur

Zubereitung:

1. Olivenöl in einem Topf erhitzen und Zwiebel und Knoblauch darin glasig dünsten.
2. Erbsen hinzufügen und kurz anbraten.
3. Gemüsebrühe hinzufügen und 15 Minuten köcheln lassen.
4. Suppe pürieren und mit Salz und Pfeffer abschmecken.
5. Mit frischer Minze garnieren.

Nährwerte (pro Portion): Kalorien: 160 | Fett: 5 g | Kohlenhydrate: 22 g | Protein: 6 g | Zucker: 8 g | Natrium: 500 mg

37. Kürbissuppe

Zubereitungszeit: 15 Minuten | **Kochzeit:** 30 Minuten | **Portionen:** 2

Schwierigkeit: Einfach

Zutaten:

- 500 g Hokkaido-Kürbis, geschält und gewürfelt
- 1 kleine Zwiebel, gehackt
- 1 Knoblauchzehe, gehackt
- 500 ml Gemüsebrühe
- 1 TL Ingwer, gehackt
- 1 EL Olivenöl
- Salz und Pfeffer nach Geschmack
- Kürbiskerne zur Garnitur

Zubereitung:

1. Olivenöl in einem Topf erhitzen und Zwiebel, Knoblauch und Ingwer darin glasig dünsten.
2. Kürbis hinzufügen und 5 Minuten anbraten.
3. Gemüsebrühe hinzufügen und 25 Minuten köcheln lassen.
4. Suppe pürieren und mit Salz und Pfeffer abschmecken.
5. Mit Kürbiskernen garnieren.

Nährwerte (pro Portion): Kalorien: 180 | Fett: 6 g | Kohlenhydrate: 28 g | Protein: 4 g | Zucker: 10 g | Natrium: 500 mg

38. Kalte Avocado-Suppe

Zubereitungszeit: 10 Minuten | **Kochzeit:** 0 Minuten | **Portionen:** 2

Schwierigkeit: Einfach

Zutaten:

- 2 reife Avocados
- 250 ml Gemüsebrühe, gekühlt
- 1 EL Limettensaft
- 1 Knoblauchzehe, gehackt
- 1 EL Olivenöl
- Salz und Pfeffer nach Geschmack
- Frischer Koriander zur Garnitur

Zubereitung:

1. Avocados, Gemüsebrühe, Limettensaft, Knoblauch und Olivenöl in einen Mixer geben und pürieren.
2. Mit Salz und Pfeffer abschmecken.
3. Im Kühlschrank mindestens eine Stunde kühlen.
4. Mit frischem Koriander garnieren.

Nährwerte (pro Portion): Kalorien: 200 | Fett: 18 g | Kohlenhydrate: 10 g | Protein: 3 g | Zucker: 1 g | Natrium: 400 mg

39. Blumenkohl-Kokos-Suppe

Zubereitungszeit: 15 Minuten | **Kochzeit:** 25 Minuten | **Portionen:** 2

Schwierigkeit: Einfach

Zutaten:

- 300 g Blumenkohlröschen
- 1 kleine Zwiebel, gehackt
- 1 Knoblauchzehe, gehackt
- 400 ml Kokosmilch
- 200 ml Gemüsebrühe
- 1 EL Olivenöl
- 1 TL Curry
- Salz und Pfeffer nach Geschmack

- Frische Korianderblätter zur Garnitur

Zubereitung:

1. Olivenöl in einem Topf erhitzen und Zwiebel und Knoblauch darin glasig dünsten.
2. Blumenkohl und Curry hinzufügen und kurz anbraten.
3. Kokosmilch und Gemüsebrühe hinzufügen und 20 Minuten köcheln lassen.
4. Suppe pürieren und mit Salz und Pfeffer abschmecken.
5. Mit frischem Koriander garnieren.

Nährwerte (pro Portion): Kalorien: 220 | Fett: 16 g | Kohlenhydrate: 14 g | Protein: 4 g | Zucker: 6 g | Natrium: 400 mg

40.   Tomaten-Mango-Gazpacho

Zubereitungszeit: 15 Minuten | **Kochzeit:** 0 Minuten | **Portionen:** 2
Schwierigkeit: Einfach

Zutaten:

- 4 reife Tomaten, gehackt
- 1 reife Mango, geschält und gewürfelt
- 1 kleine rote Paprika, entkernt und gehackt
- 1 Gurke, geschält und gehackt
- 1 kleine rote Zwiebel, gehackt
- 2 EL Olivenöl
- 2 EL Weißweinessig
- Salz und Pfeffer nach Geschmack
- Frische Minze zur Garnitur

Zubereitung:

1. Alle Zutaten in einen Mixer geben und pürieren.
2. Mit Salz und Pfeffer abschmecken.
3. Im Kühlschrank mindestens eine Stunde kühlen.
4. Mit frischer Minze garnieren.

Nährwerte (pro Portion): Kalorien: 160 | Fett: 8 g | Kohlenhydrate: 20 g | Protein: 2 g | Zucker: 15 g | Natrium: 100 mg

Kapitel 4: Ausgewogene Abendessen

Hauptgerichte mit magerem Protein

41.   Hähnchenbrust mit Ofengemüse

Zubereitungszeit: 15 Minuten | **Kochzeit:** 30 Minuten | **Portionen:** 2

Schwierigkeit: Einfach

Zutaten:

- 2 Hähnchenbrustfilets
- 1 rote Paprika, in Streifen geschnitten
- 1 Zucchini, in Scheiben geschnitten
- 1 Karotte, in Stifte geschnitten
- 1 EL Olivenöl
- Salz und Pfeffer nach Geschmack
- 1 TL Paprikapulver

Zubereitung:

1. Ofen auf 200 °C vorheizen.
2. Hähnchenbrustfilets mit Olivenöl, Salz, Pfeffer und Paprikapulver einreiben.
3. Gemüse auf ein Backblech legen, mit Olivenöl beträufeln und würzen.
4. Hähnchenbrustfilets auf das Gemüse legen und alles zusammen 30 Minuten backen.

Nährwerte (pro Portion): Kalorien: 350 | Fett: 10 g | Kohlenhydrate: 15 g | Protein: 45 g | Zucker: 6 g | Natrium: 200 mg

42.   Lachsfilets auf Spargelbett

Zubereitungszeit: 10 Minuten | **Kochzeit:** 20 Minuten | **Portionen:** 2

Schwierigkeit: Einfach

Zutaten:

- 2 Lachsfilets
- 200 g grüner Spargel, Enden entfernt
- 1 EL Olivenöl
- Saft einer Zitrone
- Salz und Pfeffer nach Geschmack
- 1 TL Dill

Zubereitung:

1. Ofen auf 180 °C vorheizen.
2. Lachsfilets mit Zitronensaft, Salz, Pfeffer und Dill würzen.
3. Spargel mit Olivenöl beträufeln und auf ein Backblech legen.
4. Lachsfilets auf den Spargel legen und 20 Minuten backen.

Nährwerte (pro Portion): Kalorien: 300 | Fett: 18 g | Kohlenhydrate: 5 g | Protein: 30 g | Zucker: 2 g | Natrium: 150 mg

43.   Putenbrustfilets mit Ofenkartoffeln

Zubereitungszeit: 15 Minuten | **Kochzeit:** 35 Minuten | **Portionen:** 2

Schwierigkeit: Einfach

Zutaten:

- 2 Putenbrustfilets
- 2 Süßkartoffeln, geschält und gewürfelt
- 1 TL Rosmarin
- 1 EL Olivenöl
- Salz und Pfeffer nach Geschmack

Zubereitung:

1. Ofen auf 200 °C vorheizen.
2. Putenbrustfilets mit Salz, Pfeffer und Rosmarin würzen.
3. Süßkartoffelwürfel mit Olivenöl, Salz und Pfeffer vermengen und auf ein Backblech legen.
4. Putenbrustfilets auf die Süßkartoffeln legen und 35 Minuten backen.

Nährwerte (pro Portion): Kalorien: 400 | Fett: 12 g | Kohlenhydrate: 45 g | Protein: 30 g | Zucker: 10 g | Natrium: 250 mg

44.   Kabeljaufilets mit buntem Gemüse

Zubereitungszeit: 10 Minuten | **Kochzeit:** 25 Minuten | **Portionen:** 2

Schwierigkeit: Einfach

Zutaten:

- 2 Kabeljaufilets
- 1 rote Paprika, in Streifen geschnitten
- 1 Zucchini, in Scheiben geschnitten
- 1 Karotte, in Stifte geschnitten
- 1 EL Olivenöl
- Saft einer Zitrone
- Salz und Pfeffer nach Geschmack
- 1 TL Thymian

Zubereitung:

1. Ofen auf 180 °C vorheizen.
2. Kabeljaufilets mit Zitronensaft, Salz, Pfeffer und Thymian würzen.
3. Gemüse mit Olivenöl beträufeln und auf ein Backblech legen.
4. Kabeljaufilets auf das Gemüse legen und 25 Minuten backen.

Nährwerte (pro Portion): Kalorien: 280 | Fett: 8 g | Kohlenhydrate: 12 g | Protein: 40 g | Zucker: 5 g | Natrium: 180 mg

45.   Hähnchenspieße mit Paprika und Zwiebeln

Zubereitungszeit: 20 Minuten | **Kochzeit:** 20 Minuten | **Portionen:** 2

Schwierigkeit: Mittel

Zutaten:

- 2 Hähnchenbrustfilets, in Stücke geschnitten
- 1 rote Paprika, in Stücke geschnitten
- 1 grüne Paprika, in Stücke geschnitten
- 1 rote Zwiebel, in Stücke geschnitten
- 1 EL Olivenöl
- 1 TL Paprikapulver
- Salz und Pfeffer nach Geschmack

Zubereitung:

1. Ofen auf 200 °C vorheizen.
2. Hähnchenstücke, Paprika und Zwiebeln in einer Schüssel mit Olivenöl, Paprikapulver, Salz und Pfeffer vermischen.
3. Hähnchen, Paprika und Zwiebeln abwechselnd auf Spieße stecken.
4. Spieße auf ein Backblech legen und 20 Minuten backen.

Nährwerte (pro Portion): Kalorien: 320 | Fett: 12 g | Kohlenhydrate: 10 g | Protein: 40 g | Zucker: 4 g | Natrium: 200 mg

46.   Zitronen-Knoblauch-Garnelen aus dem Ofen

Zubereitungszeit: 10 Minuten | **Kochzeit:** 15 Minuten | **Portionen:** 2

Schwierigkeit: Einfach

Zutaten:

- 200 g Garnelen, geschält und entdarmt
- 1 EL Olivenöl
- Saft einer Zitrone
- 2 Knoblauchzehen, gehackt
- Salz und Pfeffer nach Geschmack
- 1 TL Petersilie, gehackt

Zubereitung:

1. Ofen auf 200 °C vorheizen.

2. Garnelen mit Olivenöl, Zitronensaft, Knoblauch, Salz und Pfeffer vermischen.

3. Garnelen auf ein Backblech legen und 15 Minuten backen.

4. Mit gehackter Petersilie bestreuen und servieren.

Nährwerte (pro Portion): Kalorien: 200 | Fett: 8 g | Kohlenhydrate: 3 g | Protein: 30 g | Zucker: 0 g | Natrium: 300 mg

47.   Hähnchenfilets mit Tomaten-Basilikum

Zubereitungszeit: 15 Minuten | **Kochzeit:** 25 Minuten | **Portionen:** 2

Schwierigkeit: Einfach

Zutaten:

- 2 Hähnchenfilets
- 2 Tomaten, in Scheiben geschnitten
- 1 EL Olivenöl
- 1 TL Basilikum, gehackt
- Salz und Pfeffer nach Geschmack

Zubereitung:

1. Ofen auf 200 °C vorheizen.

2. Hähnchenfilets mit Salz und Pfeffer würzen.

3. Tomatenscheiben und gehacktes Basilikum auf die Hähnchenfilets legen.

4. Mit Olivenöl beträufeln und 25 Minuten backen.

Nährwerte (pro Portion): Kalorien: 280 | Fett: 10 g | Kohlenhydrate: 6 g | Protein: 40 g | Zucker: 3 g | Natrium: 180 mg

48.   Thunfischsteaks mit Sesamkruste

Zubereitungszeit: 15 Minuten | **Kochzeit:** 20 Minuten | **Portionen:** 2

Schwierigkeit: Mittel

Zutaten:

- 2 Thunfischsteaks
- 1 EL Sesamöl
- 2 EL Sesamsamen
- Salz und Pfeffer nach Geschmack
- Saft einer Limette

Zubereitung:

1. Ofen auf 200 °C vorheizen.
2. Thunfischsteaks mit Sesamöl, Salz und Pfeffer einreiben.
3. Sesamsamen auf einen Teller geben und Thunfischsteaks darin wenden.
4. Thunfischsteaks auf ein Backblech legen und 20 Minuten backen.
5. Mit Limettensaft beträufeln und servieren.

Nährwerte (pro Portion): Kalorien: 320 | Fett: 15 g | Kohlenhydrate: 2 g | Protein: 45 g | Zucker: 0 g | Natrium: 200 mg

49.   Putenbrust mit Apfel und Zwiebel

Zubereitungszeit: 15 Minuten | **Kochzeit:** 35 Minuten | **Portionen:** 2

Schwierigkeit: Einfach

Zutaten:

- 2 Putenbrustfilets
- 1 Apfel, in Scheiben geschnitten
- 1 Zwiebel, in Ringe geschnitten
- 1 EL Olivenöl
- 1 TL Thymian
- Salz und Pfeffer nach Geschmack

Zubereitung:

1. Ofen auf 200 °C vorheizen.
2. Putenbrustfilets mit Salz, Pfeffer und Thymian würzen.
3. Apfelscheiben und Zwiebelringe mit Olivenöl vermischen und auf ein Backblech legen.
4. Putenbrustfilets auf die Apfel-Zwiebel-Mischung legen und 35 Minuten backen.

Nährwerte (pro Portion): Kalorien: 340 | Fett: 10 g | Kohlenhydrate: 20 g | Protein: 40 g | Zucker: 10 g | Natrium: 200 mg

50. Ofen-Polenta mit Gemüse und Kräutern

Zubereitungszeit: 20 Minuten | **Kochzeit:** 30 Minuten | **Portionen:** 2

Schwierigkeit: Mittel

Zutaten:

- 150 g Polenta
- 600 ml Gemüsebrühe
- 1 rote Paprika, in Streifen geschnitten
- 1 Zucchini, in Scheiben geschnitten
- 1 TL Thymian
- 1 EL Olivenöl
- Salz und Pfeffer nach Geschmack

Zubereitung:

1. Ofen auf 200 °C vorheizen.
2. Polenta nach Packungsanweisung in Gemüsebrühe kochen und in eine gefettete Auflaufform gießen.
3. Gemüse mit Olivenöl, Thymian, Salz und Pfeffer vermischen und auf die Polenta geben.
4. 30 Minuten backen, bis das Gemüse weich und die Polenta fest ist.

Nährwerte (pro Portion): Kalorien: 280 | Fett: 8 g | Kohlenhydrate: 45 g | Protein: 5 g | Zucker: 6 g | Natrium: 300 mg

Gedünstete Gemüsebeilagen

51.　　Gedünsteter Brokkoli mit Knoblauch und Zitrone

Zubereitungszeit: 10 Minuten | **Kochzeit:** 10 Minuten | **Portionen:** 2

Schwierigkeit: Einfach

Zutaten:

- 300 g Brokkoliröschen
- 1 Knoblauchzehe, gehackt
- Saft einer halben Zitrone
- 1 EL Olivenöl
- Salz und Pfeffer nach Geschmack

Zubereitung:

1. Einen Topf mit Wasser zum Kochen bringen und Brokkoliröschen für 5-7 Minuten dämpfen, bis sie weich sind.
2. In einer Pfanne Olivenöl erhitzen und den gehackten Knoblauch kurz anbraten.
3. Gedünsteten Brokkoli hinzufügen und mit Zitronensaft, Salz und Pfeffer abschmecken.
4. Gut vermischen und servieren.

Nährwerte (pro Portion): Kalorien: 110 | Fett: 7 g | Kohlenhydrate: 10 g | Protein: 4 g | Zucker: 2 g | Natrium: 50 mg

52.　　Gedünstete Karotten mit Honig und Ingwer

Zubereitungszeit: 10 Minuten | **Kochzeit:** 15 Minuten | **Portionen:** 2

Schwierigkeit: Einfach

Zutaten:

- 300 g Karotten, in Scheiben geschnitten
- 1 TL frischer Ingwer, gerieben
- 1 EL Honig
- 1 EL Olivenöl
- Salz und Pfeffer nach Geschmack

Zubereitung:

1. Karottenscheiben in einem Dampfgarer für 10-12 Minuten dämpfen, bis sie weich sind.
2. In einer Pfanne Olivenöl erhitzen, geriebenen Ingwer hinzufügen und kurz anbraten.
3. Gedünstete Karotten hinzufügen und mit Honig, Salz und Pfeffer abschmecken.
4. Gut vermischen und servieren.

Nährwerte (pro Portion): Kalorien: 140 | Fett: 7 g | Kohlenhydrate: 18 g | Protein: 1 g | Zucker: 10 g | Natrium: 40 mg

53. Gedünsteter Spargel mit Balsamico-Reduktion

Zubereitungszeit: 10 Minuten | **Kochzeit:** 15 Minuten | **Portionen:** 2

Schwierigkeit: Einfach

Zutaten:

- 300 g grüner Spargel, Enden entfernt
- 2 EL Balsamico-Essig
- 1 EL Honig
- 1 EL Olivenöl
- Salz und Pfeffer nach Geschmack

Zubereitung:

1. Spargel in einem Dampfgarer für 8-10 Minuten dämpfen, bis er zart ist.
2. In einer kleinen Pfanne Balsamico-Essig und Honig erhitzen und leicht einkochen lassen.
3. Gedünsteten Spargel mit der Balsamico-Reduktion und Olivenöl beträufeln.
4. Mit Salz und Pfeffer abschmecken und servieren.

Nährwerte (pro Portion): Kalorien: 100 | Fett: 7 g | Kohlenhydrate: 10 g | Protein: 2 g | Zucker: 6 g | Natrium: 20 mg

54. Gedünstete Zucchini mit Kräutern

Zubereitungszeit: 10 Minuten | **Kochzeit:** 10 Minuten | **Portionen:** 2

Schwierigkeit: Einfach

Zutaten:

- 2 Zucchini, in Scheiben geschnitten
- 1 TL getrockneter Thymian
- 1 TL getrockneter Oregano
- 1 EL Olivenöl
- Salz und Pfeffer nach Geschmack

Zubereitung:

1. Zucchinischeiben in einem Dampfgarer für 8-10 Minuten dämpfen, bis sie weich sind.
2. Gedünstete Zucchini in eine Schüssel geben und mit Olivenöl, Thymian, Oregano, Salz und Pfeffer vermischen.
3. Gut umrühren und servieren.

Nährwerte (pro Portion): Kalorien: 90 | Fett: 7 g | Kohlenhydrate: 6 g | Protein: 2 g | Zucker: 4 g | Natrium: 15 mg

55. Gedünsteter Blumenkohl mit Curry und Kokos

Zubereitungszeit: 10 Minuten | **Kochzeit:** 15 Minuten | **Portionen:** 2

Schwierigkeit: Einfach

Zutaten:

- 300 g Blumenkohlröschen
- 1 TL Currypulver
- 100 ml Kokosmilch
- 1 EL Olivenöl
- Salz und Pfeffer nach Geschmack

Zubereitung:

1. Blumenkohlröschen in einem Dampfgarer für 10-12 Minuten dämpfen, bis sie weich sind.
2. In einer Pfanne Olivenöl erhitzen, Currypulver hinzufügen und kurz anbraten.
3. Kokosmilch hinzufügen und leicht köcheln lassen.
4. Gedünsteten Blumenkohl hinzufügen, mit Salz und Pfeffer abschmecken und gut vermischen.

Nährwerte (pro Portion): Kalorien: 130 | Fett: 9 g | Kohlenhydrate: 10 g | Protein: 3 g | Zucker: 3 g | Natrium: 30 mg

56. Gedünstete Erbsen mit Minze

Zubereitungszeit: 10 Minuten | **Kochzeit:** 10 Minuten | **Portionen:** 2

Schwierigkeit: Einfach

Zutaten:

- 300 g grüne Erbsen (frisch oder tiefgekühlt)
- 1 EL frische Minze, gehackt
- 1 EL Olivenöl
- Salz und Pfeffer nach Geschmack

Zubereitung:

1. Erbsen in einem Dampfgarer für 5-7 Minuten dämpfen, bis sie weich sind.
2. Gedünstete Erbsen in eine Schüssel geben und mit Olivenöl, gehackter Minze, Salz und Pfeffer vermischen.
3. Gut umrühren und servieren.

Nährwerte (pro Portion): Kalorien: 100 | Fett: 7 g | Kohlenhydrate: 10 g | Protein: 4 g | Zucker: 3 g | Natrium: 15 mg

57. Gedünsteter Fenchel mit Orangensaft

Zubereitungszeit: 10 Minuten | **Kochzeit:** 15 Minuten | **Portionen:** 2

Schwierigkeit: Einfach

Zutaten:

- 2 Fenchelknollen, in Scheiben geschnitten
- Saft einer Orange
- 1 EL Olivenöl
- Salz und Pfeffer nach Geschmack

Zubereitung:

1. Fenchelscheiben in einem Dampfgarer für 10-12 Minuten dämpfen, bis sie weich sind.
2. Gedünsteten Fenchel in eine Schüssel geben und mit Olivenöl und Orangensaft vermischen.
3. Mit Salz und Pfeffer abschmecken und servieren.

Nährwerte (pro Portion): Kalorien: 90 | Fett: 7 g | Kohlenhydrate: 8 g | Protein: 1 g | Zucker: 5 g | Natrium: 20 mg

58. Gedünsteter Rotkohl mit Apfel

Zubereitungszeit: 15 Minuten | **Kochzeit:** 20 Minuten | **Portionen:** 2

Schwierigkeit: Einfach

Zutaten:

- 300 g Rotkohl, in Streifen geschnitten
- 1 Apfel, geschält und gewürfelt
- 1 EL Apfelessig
- 1 EL Olivenöl
- Salz und Pfeffer nach Geschmack

Zubereitung:

1. Rotkohlstreifen und Apfelwürfel in einem Dampfgarer für 15-20 Minuten dämpfen, bis sie weich sind.
2. Gedünsteten Rotkohl und Apfel in eine Schüssel geben und mit Olivenöl, Apfelessig, Salz und Pfeffer vermischen.
3. Gut umrühren und servieren.

Nährwerte (pro Portion): Kalorien: 110 | Fett: 7 g | Kohlenhydrate: 12 g | Protein: 1 g | Zucker: 8 g | Natrium: 20 mg

59. Gedünstete grüne Bohnen mit Sesam

Zubereitungszeit: 10 Minuten | **Kochzeit:** 10 Minuten | **Portionen:** 2

Schwierigkeit: Einfach

Zutaten:

- 300 g grüne Bohnen, Enden entfernt
- 1 EL Sesamöl
- 1 EL Sesamsamen
- Salz und Pfeffer nach Geschmack

Zubereitung:

1. Grüne Bohnen in einem Dampfgarer für 8-10 Minuten dämpfen, bis sie weich sind.

2. Gedünstete Bohnen in eine Schüssel geben und mit Sesamöl, Sesamsamen, Salz und Pfeffer vermischen.

3. Gut umrühren und servieren.

Nährwerte (pro Portion): Kalorien: 120 | Fett: 8 g | Kohlenhydrate: 10 g | Protein: 3 g | Zucker: 4 g | Natrium: 15 mg

60. Gedünsteter Spinat mit Knoblauch

Zubereitungszeit: 10 Minuten | **Kochzeit:** 10 Minuten | **Portionen:** 2

Schwierigkeit: Einfach

Zutaten:

- 300 g frischer Spinat
- 2 Knoblauchzehen, gehackt
- 1 EL Olivenöl
- Salz und Pfeffer nach Geschmack

Zubereitung:

1. Spinat in einem Dampfgarer für 5-7 Minuten dämpfen, bis er weich ist.

2. In einer Pfanne Olivenöl erhitzen und den gehackten Knoblauch kurz anbraten.

3. Gedünsteten Spinat hinzufügen und mit Salz und Pfeffer abschmecken.

4. Gut vermischen und servieren.

Nährwerte (pro Portion): Kalorien: 90 | Fett: 7 g | Kohlenhydrate: 4 g | Protein: 2 g | Zucker: 1 g | Natrium: 20 mg

Kapitel 5: Delikate Desserts

Desserts ohne zugesetzten Zucker

61.   Bananen-Eiscreme

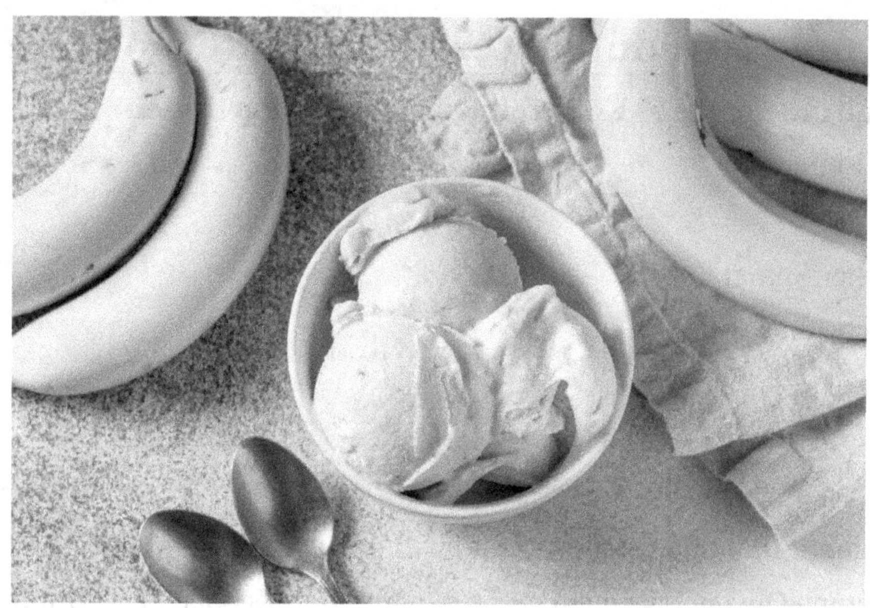

Zubereitungszeit: 10 Minuten | **Kochzeit:** 0 Minuten | **Portionen:** 2

Schwierigkeit: Einfach

Zutaten:

- 2 reife Bananen, in Scheiben geschnitten und gefroren
- 1 TL Vanilleextrakt

Zubereitung:

1. Gefrorene Bananenscheiben und Vanilleextrakt in einen Mixer geben.
2. Mixen, bis eine cremige Konsistenz entsteht.
3. Sofort servieren oder im Gefrierschrank aufbewahren.

Nährwerte (pro Portion): Kalorien: 120 | Fett: 0 g | Kohlenhydrate: 30 g | Protein: 1 g | Zucker: 19 g | Natrium: 1 mg

62.   Apfel-Zimt-Ofenchips

Zubereitungszeit: 10 Minuten | **Kochzeit:** 90 Minuten | **Portionen:** 2

Schwierigkeit: Einfach

Zutaten:

- 2 Äpfel, in dünne Scheiben geschnitten
- 1 TL Zimt

Zubereitung:

1. Ofen auf 90 °C vorheizen.
2. Apfelscheiben auf ein Backblech legen und mit Zimt bestreuen.
3. 90 Minuten im Ofen backen, bis die Apfelscheiben knusprig sind.

Nährwerte (pro Portion): Kalorien: 70 | Fett: 0 g | Kohlenhydrate: 19 g | Protein: 0 g | Zucker: 14 g | Natrium: 1 mg

63.   Gebackene Birnen mit Walnüssen

Zubereitungszeit: 10 Minuten | **Kochzeit:** 25 Minuten | **Portionen:** 2

Schwierigkeit: Einfach

Zutaten:

- 2 Birnen, halbiert und entkernt
- 2 EL gehackte Walnüsse
- 1 TL Zimt

Zubereitung:

1. Ofen auf 180 °C vorheizen.
2. Birnenhälften mit Walnüssen füllen und mit Zimt bestreuen.
3. 25 Minuten backen, bis die Birnen weich sind.

Nährwerte (pro Portion): Kalorien: 150 | Fett: 6 g | Kohlenhydrate: 24 g | Protein: 1 g | Zucker: 18 g | Natrium: 2 mg

64.   Chia-Pudding mit Beeren

Zubereitungszeit: 10 Minuten | **Kochzeit:** 0 Minuten | **Portionen:** 2
Schwierigkeit: Einfach
Zutaten:

- 4 EL Chiasamen
- 250 ml Kokosmilch
- 100 g gemischte Beeren

Zubereitung:

1. Chiasamen und Kokosmilch in einer Schüssel vermischen.
2. Über Nacht im Kühlschrank quellen lassen.
3. Mit gemischten Beeren servieren.

Nährwerte (pro Portion): Kalorien: 200 | Fett: 12 g | Kohlenhydrate: 20 g | Protein: 4 g | Zucker: 8 g | Natrium: 10 mg

65.   Avocado-Schokoladenmousse

Zubereitungszeit: 10 Minuten | **Kochzeit:** 0 Minuten | **Portionen:** 2
Schwierigkeit: Einfach
Zutaten:

- 1 reife Avocado
- 2 EL Kakaopulver
- 2 EL Ahornsirup
- 1 TL Vanilleextrakt

Zubereitung:

1. Avocado, Kakaopulver, Ahornsirup und Vanilleextrakt in einem Mixer pürieren.
2. Bis zur cremigen Konsistenz mixen.
3. Im Kühlschrank mindestens 1 Stunde kühlen und servieren.

Nährwerte (pro Portion): Kalorien: 220 | Fett: 14 g | Kohlenhydrate: 26 g | Protein: 2 g | Zucker: 12 g | Natrium: 5 mg

66. Mangosorbet

Zubereitungszeit: 10 Minuten | **Kochzeit:** 0 Minuten | **Portionen:** 2

Schwierigkeit: Einfach

Zutaten:

- 2 reife Mangos, geschält und gewürfelt, gefroren
- Saft einer halben Limette

Zubereitung:

1. Gefrorene Mangowürfel und Limettensaft in einen Mixer geben.
2. Pürieren, bis eine glatte Masse entsteht.
3. Sofort servieren oder im Gefrierschrank aufbewahren.

Nährwerte (pro Portion): Kalorien: 130 | Fett: 0 g | Kohlenhydrate: 35 g | Protein: 1 g | Zucker: 31 g | Natrium: 2 mg

67. Gebackene Bananen mit Kokos

Zubereitungszeit: 5 Minuten | **Kochzeit:** 15 Minuten | **Portionen:** 2

Schwierigkeit: Einfach

Zutaten:

- 2 Bananen, längs halbiert
- 2 EL Kokosflocken

Zubereitung:

1. Ofen auf 180 °C vorheizen.
2. Bananenhälften auf ein Backblech legen und mit Kokosflocken bestreuen.
3. 15 Minuten backen, bis die Bananen weich sind.

Nährwerte (pro Portion): Kalorien: 150 | Fett: 4 g | Kohlenhydrate: 30 g | Protein: 1 g | Zucker: 18 g | Natrium: 1 mg

68.   Joghurt-Eis am Stiel

Zubereitungszeit: 10 Minuten | **Kochzeit:** 0 Minuten | **Portionen:** 2

Schwierigkeit: Einfach

Zutaten:

- 250 g griechischer Joghurt
- 100 g frische Beeren
- 1 TL Vanilleextrakt

Zubereitung:

1. Griechischen Joghurt, Beeren und Vanilleextrakt vermischen.
2. In Eisförmchen füllen und mindestens 4 Stunden einfrieren.
3. Aus den Förmchen nehmen und servieren.

Nährwerte (pro Portion): Kalorien: 100 | Fett: 4 g | Kohlenhydrate: 12 g | Protein: 5 g | Zucker: 8 g | Natrium: 40 mg

69.   Gebackene Äpfel mit Zimt und Nüssen

Zubereitungszeit: 10 Minuten | **Kochzeit:** 20 Minuten | **Portionen:** 2

Schwierigkeit: Einfach

Zutaten:

- 2 Äpfel, entkernt
- 2 EL gehackte Nüsse (z.B. Walnüsse, Mandeln)
- 1 TL Zimt

Zubereitung:

1. Ofen auf 180 °C vorheizen.
2. Äpfel mit gehackten Nüssen füllen und mit Zimt bestreuen.
3. 20 Minuten backen, bis die Äpfel weich sind.

Nährwerte (pro Portion): Kalorien: 140 | Fett: 6 g | Kohlenhydrate: 24 g | Protein: 1 g | Zucker: 18 g | Natrium: 2 mg

70.   Orangen-Cottage-Cheese-Dessert

Zubereitungszeit: 5 Minuten | **Kochzeit:** 0 Minuten | **Portionen:** 2

Schwierigkeit: Einfach

Zutaten:

- 200 g Hüttenkäse
- 1 Orange, geschält und in Stücke geschnitten
- 1 TL Zimt

Zubereitung:

1. Hüttenkäse in zwei Schalen verteilen.
2. Orangenstücke darauf legen und mit Zimt bestreuen.
3. Sofort servieren.

Nährwerte (pro Portion): Kalorien: 130 | Fett: 3 g | Kohlenhydrate: 18 g | Protein: 8 g | Zucker: 12 g | Natrium: 100 mg

Natürliche Eiscremes und Sorbets

71.   Mango-Kokos-Sorbet

Zubereitungszeit: 10 Minuten | **Kochzeit:** 0 Minuten | **Portionen:** 2

Schwierigkeit: Einfach

Zutaten:

- 2 reife Mangos, geschält und gewürfelt, gefroren
- 100 ml Kokosmilch

Zubereitung:

1. Gefrorene Mangowürfel und Kokosmilch in einen Mixer geben.
2. Pürieren, bis eine glatte Masse entsteht.
3. Sofort servieren oder im Gefrierschrank aufbewahren.

Nährwerte (pro Portion): Kalorien: 150 | Fett: 6 g | Kohlenhydrate: 25 g | Protein: 1 g | Zucker: 23 g | Natrium: 10 mg

72.   Himbeer-Bananen-Eis

Zubereitungszeit: 10 Minuten | **Kochzeit:** 0 Minuten | **Portionen:** 2

Schwierigkeit: Einfach

Zutaten:

- 2 reife Bananen, in Scheiben geschnitten und gefroren
- 150 g gefrorene Himbeeren

Zubereitung:

1. Gefrorene Bananenscheiben und Himbeeren in einen Mixer geben.
2. Pürieren, bis eine cremige Konsistenz entsteht.
3. Sofort servieren oder im Gefrierschrank aufbewahren.

Nährwerte (pro Portion): Kalorien: 120 | Fett: 0 g | Kohlenhydrate: 30 g | Protein: 1 g | Zucker: 20 g | Natrium: 5 mg

73.   Avocado-Schokoladeneis

Zubereitungszeit: 10 Minuten | **Kochzeit:** 0 Minuten | **Portionen:** 2

Schwierigkeit: Einfach

Zutaten:

- 1 reife Avocado
- 2 EL Kakaopulver
- 2 EL Ahornsirup
- 100 ml Mandelmilch

Zubereitung:

1. Avocado, Kakaopulver, Ahornsirup und Mandelmilch in einen Mixer geben.
2. Pürieren, bis eine glatte Masse entsteht.
3. Im Gefrierschrank mindestens 1 Stunde kühlen und servieren.

Nährwerte (pro Portion): Kalorien: 220 | Fett: 14 g | Kohlenhydrate: 24 g | Protein: 2 g | Zucker: 14 g | Natrium: 5 mg

74.   Erdbeer-Kokos-Eis

Zubereitungszeit: 10 Minuten | **Kochzeit:** 0 Minuten | **Portionen:** 2

Schwierigkeit: Einfach

Zutaten:

- 200 g gefrorene Erdbeeren
- 100 ml Kokosmilch

Zubereitung:

1. Gefrorene Erdbeeren und Kokosmilch in einen Mixer geben.
2. Pürieren, bis eine glatte Masse entsteht.
3. Sofort servieren oder im Gefrierschrank aufbewahren.

Nährwerte (pro Portion): Kalorien: 120 | Fett: 6 g | Kohlenhydrate: 15 g | Protein: 1 g | Zucker: 10 g | Natrium: 10 mg

75.   Blaubeer-Joghurt-Eis

Zubereitungszeit: 10 Minuten | **Kochzeit:** 0 Minuten | **Portionen:** 2

Schwierigkeit: Einfach

Zutaten:

- 200 g gefrorene Blaubeeren
- 150 g griechischer Joghurt
- 1 TL Vanilleextrakt

Zubereitung:

1. Gefrorene Blaubeeren, griechischen Joghurt und Vanilleextrakt in einen Mixer geben.
2. Pürieren, bis eine cremige Konsistenz entsteht.
3. Sofort servieren oder im Gefrierschrank aufbewahren.

Nährwerte (pro Portion): Kalorien: 100 | Fett: 2 g | Kohlenhydrate: 15 g | Protein: 4 g | Zucker: 12 g | Natrium: 30 mg

76.   Pfirsich-Mandel-Sorbet

Zubereitungszeit: 10 Minuten | **Kochzeit:** 0 Minuten | **Portionen:** 2

Schwierigkeit: Einfach

Zutaten:

- 2 reife Pfirsiche, geschält und gewürfelt, gefroren
- 100 ml Mandelmilch

Zubereitung:

1. Gefrorene Pfirsichwürfel und Mandelmilch in einen Mixer geben.
2. Pürieren, bis eine glatte Masse entsteht.
3. Sofort servieren oder im Gefrierschrank aufbewahren.

Nährwerte (pro Portion): Kalorien: 90 | Fett: 1 g | Kohlenhydrate: 20 g | Protein: 1 g | Zucker: 18 g | Natrium: 5 mg

77.   Ananas-Kokos-Eis

Zubereitungszeit: 10 Minuten | **Kochzeit:** 0 Minuten | **Portionen:** 2

Schwierigkeit: Einfach

Zutaten:

- 200 g gefrorene Ananasstücke
- 100 ml Kokosmilch

Zubereitung:

1. Gefrorene Ananasstücke und Kokosmilch in einen Mixer geben.
2. Pürieren, bis eine glatte Masse entsteht.
3. Sofort servieren oder im Gefrierschrank aufbewahren.

Nährwerte (pro Portion): Kalorien: 130 | Fett: 6 g | Kohlenhydrate: 20 g | Protein: 1 g | Zucker: 18 g | Natrium: 5 mg

78.   Kirsch-Bananen-Sorbet

Zubereitungszeit: 10 Minuten | **Kochzeit:** 0 Minuten | **Portionen:** 2

Schwierigkeit: Einfach

Zutaten:

- 2 reife Bananen, in Scheiben geschnitten und gefroren
- 150 g gefrorene Kirschen

Zubereitung:

1. Gefrorene Bananenscheiben und Kirschen in einen Mixer geben.
2. Pürieren, bis eine glatte Masse entsteht.
3. Sofort servieren oder im Gefrierschrank aufbewahren.

Nährwerte (pro Portion): Kalorien: 120 | Fett: 0 g | Kohlenhydrate: 30 g | Protein: 1 g | Zucker: 25 g | Natrium: 5 mg

79.   Kiwi-Minz-Sorbet

Zubereitungszeit: 10 Minuten | **Kochzeit:** 0 Minuten | **Portionen:** 2

Schwierigkeit: Einfach

Zutaten:

- 4 reife Kiwis, geschält und gefroren
- 2 EL frische Minze, gehackt
- Saft einer halben Limette

Zubereitung:

1. Gefrorene Kiwis, frische Minze und Limettensaft in einen Mixer geben.
2. Pürieren, bis eine glatte Masse entsteht.
3. Sofort servieren oder im Gefrierschrank aufbewahren.

Nährwerte (pro Portion): Kalorien: 80 | Fett: 0 g | Kohlenhydrate: 20 g | Protein: 1 g | Zucker: 15 g | Natrium: 3 mg

80.   Orangen-Ingwer-Sorbet

Zubereitungszeit: 10 Minuten | **Kochzeit:** 0 Minuten | **Portionen:** 2

Schwierigkeit: Einfach

Zutaten:

- 3 Orangen, geschält und gefroren
- 1 TL frisch geriebener Ingwer
- Saft einer halben Zitrone

Zubereitung:

1. Gefrorene Orangenstücke, geriebenen Ingwer und Zitronensaft in einen Mixer geben.
2. Pürieren, bis eine glatte Masse entsteht.
3. Sofort servieren oder im Gefrierschrank aufbewahren.

Nährwerte (pro Portion): Kalorien: 90 | Fett: 0 g | Kohlenhydrate: 22 g | Protein: 1 g | Zucker: 19 g | Natrium: 0 mg

Schnelle und nahrhafte Snacks

81.   Gurken-Hummus-Häppchen

Zubereitungszeit: 10 Minuten | **Kochzeit:** 0 Minuten | **Portionen:** 2

Schwierigkeit: Einfach

Zutaten:

- 1 Gurke, in Scheiben geschnitten
- 100 g Hummus
- 1 TL Paprikapulver
- Frische Petersilie zum Garnieren

Zubereitung:

1. Gurkenscheiben auf einem Teller anrichten.
2. Hummus auf die Gurkenscheiben geben.
3. Mit Paprikapulver bestreuen und mit frischer Petersilie garnieren.

Nährwerte (pro Portion): Kalorien: 100 | Fett: 5 g | Kohlenhydrate: 12 g | Protein: 3 g | Zucker: 3 g | Natrium: 220 mg

82.   Apfel mit Mandelbutter

Zubereitungszeit: 5 Minuten | **Kochzeit:** 0 Minuten | **Portionen:** 2

Schwierigkeit: Einfach

Zutaten:

- 2 Äpfel, in Scheiben geschnitten
- 2 EL Mandelbutter

Zubereitung:

1. Apfelscheiben auf einem Teller anrichten.
2. Mandelbutter in eine kleine Schale geben und als Dip servieren.

Nährwerte (pro Portion): Kalorien: 150 | Fett: 8 g | Kohlenhydrate: 18 g | Protein: 3 g | Zucker: 12 g | Natrium: 2 mg

83.　Karotten-Sticks mit Joghurtdip

Zubereitungszeit: 10 Minuten | **Kochzeit:** 0 Minuten | **Portionen:** 2

Schwierigkeit: Einfach

Zutaten:

- 4 Karotten, in Sticks geschnitten
- 150 g griechischer Joghurt
- 1 TL Zitronensaft
- 1 TL gehackter Dill
- Salz und Pfeffer nach Geschmack

Zubereitung:

1. Karotten in Sticks schneiden und auf einem Teller anrichten.
2. Griechischen Joghurt, Zitronensaft, Dill, Salz und Pfeffer in einer Schale vermischen.
3. Joghurtdip zu den Karottensticks servieren.

Nährwerte (pro Portion): Kalorien: 90 | Fett: 2 g | Kohlenhydrate: 15 g | Protein: 5 g | Zucker: 8 g | Natrium: 50 mg

84.　Avocado-Tomaten-Salsa

Zubereitungszeit: 10 Minuten | **Kochzeit:** 0 Minuten | **Portionen:** 2

Schwierigkeit: Einfach

Zutaten:

- 1 Avocado, gewürfelt
- 2 Tomaten, gewürfelt
- 1 kleine rote Zwiebel, gehackt
- Saft einer Limette
- Salz und Pfeffer nach Geschmack
- Frische Korianderblätter zum Garnieren

Zubereitung:

1. Avocado, Tomaten und Zwiebel in einer Schüssel vermischen.
2. Limettensaft hinzufügen und mit Salz und Pfeffer abschmecken.
3. Mit frischen Korianderblättern garnieren und servieren.

Nährwerte (pro Portion): Kalorien: 150 | Fett: 12 g | Kohlenhydrate: 12 g | Protein: 2 g | Zucker: 4 g | Natrium: 10 mg

85. Quark mit Beeren

Zubereitungszeit: 5 Minuten | **Kochzeit:** 0 Minuten | **Portionen:** 2

Schwierigkeit: Einfach

Zutaten:

- 200 g Magerquark
- 100 g gemischte Beeren (z.B. Erdbeeren, Blaubeeren, Himbeeren)
- 1 TL Honig

Zubereitung:

1. Magerquark in zwei Schalen verteilen.
2. Beeren darüber geben und mit Honig beträufeln.
3. Sofort servieren.

Nährwerte (pro Portion): Kalorien: 120 | Fett: 1 g | Kohlenhydrate: 15 g | Protein: 12 g | Zucker: 10 g | Natrium: 40 mg

86. Nuss- und Trockenfruchtmischung

Zubereitungszeit: 5 Minuten | **Kochzeit:** 0 Minuten | **Portionen:** 2

Schwierigkeit: Einfach

Zutaten:

- 50 g Mandeln
- 50 g Walnüsse
- 50 g getrocknete Cranberries
- 50 g getrocknete Aprikosen, gehackt

Zubereitung:

1. Alle Zutaten in einer Schüssel vermischen.
2. In kleinen Schalen servieren.

Nährwerte (pro Portion): Kalorien: 200 | Fett: 14 g | Kohlenhydrate: 20 g | Protein: 5 g | Zucker: 14 g | Natrium: 5 mg

87. Edamame mit Meersalz

Zubereitungszeit: 5 Minuten | **Kochzeit:** 5 Minuten | **Portionen:** 2

Schwierigkeit: Einfach

Zutaten:

- 200 g Edamame
- 1 TL Meersalz

Zubereitung:

1. Edamame in kochendem Wasser für 5 Minuten garen.
2. Abtropfen lassen und mit Meersalz bestreuen.
3. Warm servieren.

Nährwerte (pro Portion): Kalorien: 120 | Fett: 5 g | Kohlenhydrate: 10 g | Protein: 11 g | Zucker: 2 g | Natrium: 200 mg

88. Radieschen mit Frischkäse

Zubereitungszeit: 10 Minuten | **Kochzeit:** 0 Minuten | **Portionen:** 2

Schwierigkeit: Einfach

Zutaten:

- 1 Bund Radieschen, in Scheiben geschnitten
- 100 g fettarmer Frischkäse
- 1 TL gehackter Schnittlauch
- Salz und Pfeffer nach Geschmack

Zubereitung:

1. Radieschenscheiben auf einem Teller anrichten.
2. Frischkäse mit Schnittlauch, Salz und Pfeffer in einer Schale vermischen.
3. Frischkäse-Dip zu den Radieschen servieren.

Nährwerte (pro Portion): Kalorien: 70 | Fett: 4 g | Kohlenhydrate: 5 g | Protein: 4 g | Zucker: 3 g | Natrium: 150 mg

89.   Paprika mit Hüttenkäse

Zubereitungszeit: 10 Minuten | **Kochzeit:** 0 Minuten | **Portionen:** 2

Schwierigkeit: Einfach

Zutaten:

- 2 rote Paprika, in Streifen geschnitten
- 200 g Hüttenkäse
- 1 TL Paprikapulver
- Salz und Pfeffer nach Geschmack

Zubereitung:

1. Paprikastreifen auf einem Teller anrichten.
2. Hüttenkäse in eine Schale geben und mit Paprikapulver, Salz und Pfeffer vermischen.
3. Hüttenkäse-Dip zu den Paprikastreifen servieren.

Nährwerte (pro Portion): Kalorien: 100 | Fett: 3 g | Kohlenhydrate: 10 g | Protein: 10 g | Zucker: 6 g | Natrium: 200 mg

90.   Selleriesticks mit Erdnussbutter

Zubereitungszeit: 5 Minuten | **Kochzeit:** 0 Minuten | **Portionen:** 2

Schwierigkeit: Einfach

Zutaten:

- 4 Stangen Sellerie, in Sticks geschnitten
- 2 EL Erdnussbutter

Zubereitung:

1. Selleriesticks auf einem Teller anrichten.
2. Erdnussbutter in eine kleine Schale geben und als Dip servieren.

Nährwerte (pro Portion): Kalorien: 150 | Fett: 12 g | Kohlenhydrate: 7 g | Protein: 5 g | Zucker: 3 g | Natrium: 150 mg

Energiegeladene Getränke und Smoothies

91.   Grüner Smoothie mit Spinat und Banane

Zubereitungszeit: 5 Minuten | **Kochzeit:** 0 Minuten | **Portionen:** 2

Schwierigkeit: Einfach

Zutaten:

- 2 Handvoll frischer Spinat
- 2 Bananen
- 1 Apfel, entkernt und gewürfelt
- 250 ml Wasser
- Saft einer halben Zitrone

Zubereitung:

1. Alle Zutaten in einen Mixer geben.
2. Pürieren, bis eine glatte Konsistenz entsteht.
3. Sofort servieren.

Nährwerte (pro Portion): Kalorien: 150 | Fett: 0.5 g | Kohlenhydrate: 35 g | Protein: 2 g | Zucker: 20 g | Natrium: 10 mg

92.   Erdbeer-Bananen-Smoothie

Zubereitungszeit: 5 Minuten | **Kochzeit:** 0 Minuten | **Portionen:** 2

Schwierigkeit: Einfach

Zutaten:

- 200 g gefrorene Erdbeeren
- 1 Banane
- 200 ml Mandelmilch
- 1 TL Honig

Zubereitung:

1. Alle Zutaten in einen Mixer geben.
2. Pürieren, bis eine cremige Konsistenz entsteht.
3. Sofort servieren.

Nährwerte (pro Portion): Kalorien: 130 | Fett: 2 g | Kohlenhydrate: 30 g | Protein: 2 g | Zucker: 20 g | Natrium: 30 mg

93.   Mango-Kokos-Smoothie

Zubereitungszeit: 5 Minuten | **Kochzeit:** 0 Minuten | **Portionen:** 2

Schwierigkeit: Einfach

Zutaten:

- 1 reife Mango, geschält und gewürfelt
- 200 ml Kokosmilch
- Saft einer halben Limette

Zubereitung:

1. Alle Zutaten in einen Mixer geben.
2. Pürieren, bis eine glatte Konsistenz entsteht.
3. Sofort servieren.

Nährwerte (pro Portion): Kalorien: 180 | Fett: 8 g | Kohlenhydrate: 25 g | Protein: 1 g | Zucker: 23 g | Natrium: 15 mg

94.   Himbeer-Kefir-Smoothie

Zubereitungszeit: 5 Minuten | **Kochzeit:** 0 Minuten | **Portionen:** 2

Schwierigkeit: Einfach

Zutaten:

- 200 g gefrorene Himbeeren
- 200 ml Kefir
- 1 TL Ahornsirup

Zubereitung:

1. Alle Zutaten in einen Mixer geben.
2. Pürieren, bis eine cremige Konsistenz entsteht.
3. Sofort servieren.

Nährwerte (pro Portion): Kalorien: 120 | Fett: 3 g | Kohlenhydrate: 20 g | Protein: 4 g | Zucker: 15 g | Natrium: 50 mg

95.   Blaubeer-Spinat-Smoothie

Zubereitungszeit: 5 Minuten | **Kochzeit:** 0 Minuten | **Portionen:** 2

Schwierigkeit: Einfach

Zutaten:

- 150 g gefrorene Blaubeeren
- 1 Handvoll frischer Spinat
- 1 Banane
- 200 ml Mandelmilch

Zubereitung:

1. Alle Zutaten in einen Mixer geben.
2. Pürieren, bis eine glatte Konsistenz entsteht.
3. Sofort servieren.

Nährwerte (pro Portion): Kalorien: 130 | Fett: 2 g | Kohlenhydrate: 28 g | Protein: 3 g | Zucker: 15 g | Natrium: 40 mg

96.   Orangen-Möhren-Smoothie

Zubereitungszeit: 5 Minuten | **Kochzeit:** 0 Minuten | **Portionen:** 2

Schwierigkeit: Einfach

Zutaten:

- 2 Orangen, geschält
- 2 Möhren, geschält und in Stücke geschnitten
- 200 ml Orangensaft
- 1 TL Ingwer, gerieben

Zubereitung:

1. Alle Zutaten in einen Mixer geben.
2. Pürieren, bis eine glatte Konsistenz entsteht.
3. Sofort servieren.

Nährwerte (pro Portion): Kalorien: 110 | Fett: 0 g | Kohlenhydrate: 27 g | Protein: 2 g | Zucker: 19 g | Natrium: 5 mg

97.   Ananas-Minz-Smoothie

Zubereitungszeit: 5 Minuten | **Kochzeit:** 0 Minuten | **Portionen:** 2

Schwierigkeit: Einfach

Zutaten:

- 200 g gefrorene Ananasstücke
- 1 Handvoll frische Minzblätter
- 200 ml Kokoswasser

Zubereitung:

1. Alle Zutaten in einen Mixer geben.
2. Pürieren, bis eine glatte Konsistenz entsteht.
3. Sofort servieren.

Nährwerte (pro Portion): Kalorien: 90 | Fett: 0 g | Kohlenhydrate: 22 g | Protein: 1 g | Zucker: 19 g | Natrium: 10 mg

98.   Rote-Bete-Apfel-Smoothie

Zubereitungszeit: 5 Minuten | **Kochzeit:** 0 Minuten | **Portionen:** 2

Schwierigkeit: Einfach

Zutaten:

- 1 kleine rote Bete, geschält und gewürfelt
- 1 Apfel, entkernt und gewürfelt
- 200 ml Apfelsaft

Zubereitung:

1. Alle Zutaten in einen Mixer geben.
2. Pürieren, bis eine glatte Konsistenz entsteht.
3. Sofort servieren.

Nährwerte (pro Portion): Kalorien: 100 | Fett: 0 g | Kohlenhydrate: 24 g | Protein: 1 g | Zucker: 20 g | Natrium: 10 mg

99.   Kiwi-Bananen-Smoothie

Zubereitungszeit: 5 Minuten | **Kochzeit:** 0 Minuten | **Portionen:** 2

Schwierigkeit: Einfach

Zutaten:

- 4 Kiwis, geschält
- 1 Banane
- 200 ml Wasser
- Saft einer halben Limette

Zubereitung:

1. Alle Zutaten in einen Mixer geben.
2. Pürieren, bis eine glatte Konsistenz entsteht.
3. Sofort servieren.

Nährwerte (pro Portion): Kalorien: 90 | Fett: 0 g | Kohlenhydrate: 22 g | Protein: 1 g | Zucker: 18 g | Natrium: 5 mg

100.   Pfirsich-Joghurt-Smoothie

Zubereitungszeit: 5 Minuten | **Kochzeit:** 0 Minuten | **Portionen:** 2

Schwierigkeit: Einfach

Zutaten:

- 2 reife Pfirsiche, gewürfelt
- 200 g griechischer Joghurt
- 1 TL Honig

Zubereitung:

1. Alle Zutaten in einen Mixer geben.
2. Pürieren, bis eine cremige Konsistenz entsteht.
3. Sofort servieren.

Nährwerte (pro Portion): Kalorien: 140 | Fett: 2 g | Kohlenhydrate: 28 g | Protein: 4 g | Zucker: 22 g | Natrium: 30 mg

101. Melonen-Minz-Smoothie

Zubereitungszeit: 5 Minuten | **Kochzeit:** 0 Minuten | **Portionen:** 2

Schwierigkeit: Einfach

Zutaten:

- 200 g Wassermelone, gewürfelt
- 1 Handvoll frische Minzblätter
- 200 ml Kokoswasser

Zubereitung:

1. Alle Zutaten in einen Mixer geben.
2. Pürieren, bis eine glatte Konsistenz entsteht.
3. Sofort servieren.

Nährwerte (pro Portion): Kalorien: 80 | Fett: 0 g | Kohlenhydrate: 20 g | Protein: 1 g | Zucker: 16 g | Natrium: 5 mg

102. Birne-Spinat-Smoothie

Zubereitungszeit: 5 Minuten | **Kochzeit:** 0 Minuten | **Portionen:** 2

Schwierigkeit: Einfach

Zutaten:

- 2 Birnen, entkernt und gewürfelt
- 1 Handvoll frischer Spinat
- 200 ml Wasser
- Saft einer halben Zitrone

Zubereitung:

1. Alle Zutaten in einen Mixer geben.
2. Pürieren, bis eine glatte Konsistenz entsteht.
3. Sofort servieren.

Nährwerte (pro Portion): Kalorien: 90 | Fett: 0 g | Kohlenhydrate: 22 g | Protein: 1 g | Zucker: 18 g | Natrium: 5 mg

103.   Trauben-Gurke-Smoothie

Zubereitungszeit: 5 Minuten | **Kochzeit:** 0 Minuten | **Portionen:** 2

Schwierigkeit: Einfach

Zutaten:

- 200 g grüne Trauben
- 1/2 Gurke, geschält und in Stücke geschnitten
- 200 ml Wasser

Zubereitung:

1. Alle Zutaten in einen Mixer geben.
2. Pürieren, bis eine glatte Konsistenz entsteht.
3. Sofort servieren.

Nährwerte (pro Portion): Kalorien: 80 | Fett: 0 g | Kohlenhydrate: 20 g | Protein: 1 g | Zucker: 18 g | Natrium: 5 mg

104.   Brombeer-Kokos-Smoothie

Zubereitungszeit: 5 Minuten | **Kochzeit:** 0 Minuten | **Portionen:** 2

Schwierigkeit: Einfach

Zutaten:

- 150 g gefrorene Brombeeren
- 200 ml Kokosmilch
- 1 TL Honig

Zubereitung:

1. Alle Zutaten in einen Mixer geben.
2. Pürieren, bis eine cremige Konsistenz entsteht.
3. Sofort servieren.

Nährwerte (pro Portion): Kalorien: 130 | Fett: 7 g | Kohlenhydrate: 17 g | Protein: 2 g | Zucker: 12 g | Natrium: 10 mg

105. Papaya-Ingwer-Smoothie

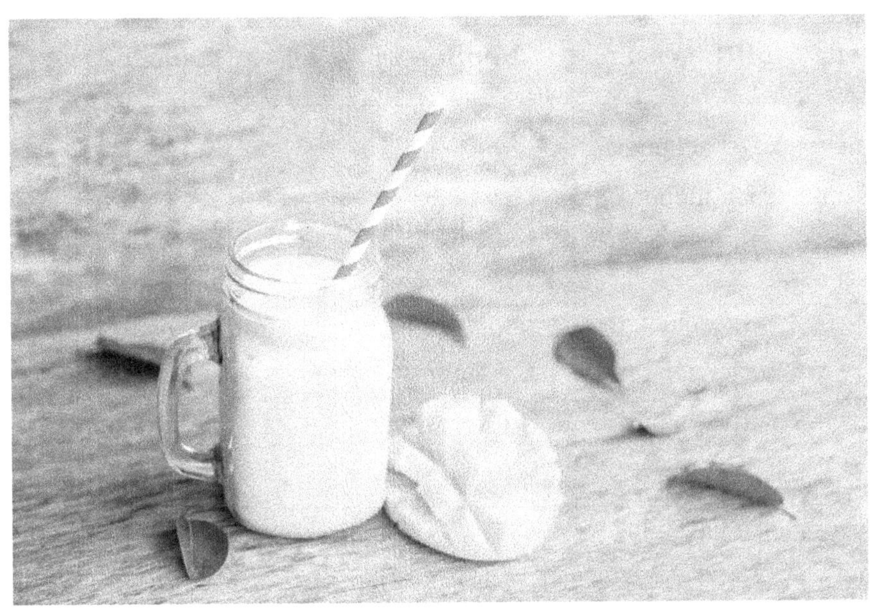

Zubereitungszeit: 5 Minuten | **Kochzeit:** 0 Minuten | **Portionen:** 2

Schwierigkeit: Einfach

Zutaten:

- 1/2 Papaya, geschält und gewürfelt
- 1 TL frisch geriebener Ingwer
- 200 ml Orangensaft

Zubereitung:

1. Alle Zutaten in einen Mixer geben.
2. Pürieren, bis eine glatte Konsistenz entsteht.
3. Sofort servieren.

Nährwerte (pro Portion): Kalorien: 100 | Fett: 0 g | Kohlenhydrate: 24 g | Protein: 1 g | Zucker: 20 g | Natrium: 5 mg

Tag	Frühstück	Mittagessen	Abendessen	Snack	Getränk
Tag 1	Gebackene Haferflocken mit Beeren	Gebackener Hähnchen-Quinoa-Salat	Klassische Tomatensuppe	Gurken-Hummus-Häppchen	Grüner Smoothie mit Spinat und Banane
Tag 2	Quinoa-Frühstücks-Bowl	Gebackener Linsensalat mit Rucola und Tomaten	Kalte Gurkensuppe	Apfel mit Mandelbutter	Erdbeer-Bananen-Smoothie
Tag 3	Gebackene Avocado-Eier	Gebackener Auberginen-Granatapfel-Salat	Karotten-Ingwer-Suppe	Karotten-Sticks mit Joghurtdip	Mango-Kokos-Smoothie
Tag 4	Chia-Pudding mit Mango	Gebackener Süßkartoffel-Kichererbsen-Salat	Gazpacho	Avocado-Tomaten-Salsa	Himbeer-Kefir-Smoothie
Tag 5	Proteinreiche Haferflocken-Muffins	Gebackener Brokkoli-Mandel-Salat	Brokkoli-Cremesuppe	Quark mit Beeren	Blaubeer-Spinat-Smoothie
Tag 6	Gebackene Eier mit Spinat und Feta	Gebackener Zucchini-Tomaten-Salat	Erbsensuppe	Nuss- und Trockenfruchtmischung	Orangen-Möhren-Smoothie
Tag 7	Quark-Pfannkuchen	Gebackener Kürbis-Salat mit Rucola und Ziegenkäse	Kürbissuppe	Edamame mit Meersalz	Ananas-Minz-Smoothie
Tag 8	Gedämpfte Gemüse-Omeletts	Gebackener Blumenkohl-Granatapfel-Salat	Kalte Avocado-Suppe	Radieschen mit Frischkäse	Rote-Bete-Apfel-Smoothie

Tag 9	Gebackene Frühstücks-Burritos	Gebackener Tofu-Salat mit Sesam und Avocado	Blumenkohl-Kokos-Suppe	Paprika mit Hüttenkäse	Kiwi-Bananen-Smoothie
Tag 10	Gebackene Eier-Muffins mit Gemüse	Gebackener Spargel-Quinoa-Salat	Tomaten-Mango-Gazpacho	Selleriesticks mit Erdnussbutter	Pfirsich-Joghurt-Smoothie
Tag 11	Gebackene Proteinriegel	Hähnchenbrust mit Ofengemüse	Hähnchenspieße mit Paprika und Zwiebeln	Gebackene Süßkartoffel-Pommes	Melonen-Minz-Smoothie
Tag 12	Gedämpfte Vollkorn-Dumplings	Lachsfilets auf Spargelbett	Zitronen-Knoblauch-Garnelen aus dem Ofen	Gebackene Bananen mit Nüssen	Birne-Spinat-Smoothie
Tag 13	Protein-Power-Bowl mit Quinoa und Gemüse	Putenbrustfilets mit Ofenkartoffeln	Hähnchenfilets mit Tomaten-Basilikum	Gedünstete Eier mit Lachs	Trauben-Gurke-Smoothie
Tag 14	Gebackene Tofu-Scramble	Kabeljaufilets mit buntem Gemüse	Thunfischsteaks mit Sesamkruste	Gedünsteter Brokkoli mit Knoblauch und Zitrone	Brombeer-Kokos-Smoothie

Einkaufsliste

Obst und Gemüse

- Beeren (Erdbeeren, Himbeeren, Blaubeeren) - ca. 600 g
- Bananen - 14 Stück
- Äpfel - 4 Stück
- Mango - 3 Stück
- Avocado - 7 Stück
- Kiwis - 4 Stück
- Orangen - 6 Stück
- Zitronen - 5 Stück
- Limetten - 3 Stück
- Pfirsiche - 2 Stück
- Birnen - 2 Stück
- Ananas - 1 Stück oder 200 g gefroren
- Trauben (grün) - 200 g
- Brombeeren (gefroren) - 150 g
- Papaya - 1/2 Stück
- Spinat - 2 Handvoll (frisch)
- Tomaten - 8 Stück
- Gurken - 3 Stück
- Karotten - 6 Stück
- Zucchini - 4 Stück
- Brokkoli - 2 Köpfe
- Blumenkohl - 2 Köpfe
- Süßkartoffeln - 2 Stück
- Kürbis - 1 Stück
- Rucola - 1 Packung
- Rote Bete - 1 Stück
- Fenchel - 2 Stück
- Spargel - 200 g
- Radieschen - 1 Bund

- Sellerie - 4 Stangen
- Paprika (rot, grün) - 5 Stück
- Ingwer - 1 Stück
- Knoblauch - 1 Knolle
- Zwiebeln (rot, weiß) - 4 Stück
- Granatapfel - 1 Stück

Milchprodukte und Eier

- Griechischer Joghurt - 750 g
- Kefir - 200 ml
- Mandelmilch - 1 Liter
- Kokosmilch - 1 Liter
- Hüttenkäse - 200 g
- Quark - 400 g
- Frischkäse - 100 g
- Eier - 24 Stück
- Feta - 100 g
- Ziegenkäse - 100 g

Fleisch und Fisch

- Hähnchenbrustfilets - 6 Stück
- Lachsfilets - 2 Stück
- Kabeljaufilets - 2 Stück
- Thunfischsteaks - 2 Stück
- Garnelen - 200 g
- Putenbrustfilets - 2 Stück
- Tofu - 400 g
- Lachs - 2 Scheiben

Getreide und Hülsenfrüchte

- Haferflocken - 500 g
- Quinoa - 500 g
- Vollkornmehl - 200 g

- Linsen - 200 g

- Kichererbsen - 200 g

- Dumplings (Vollkorn) - 1 Packung

Nüsse und Samen

- Mandeln - 100 g

- Walnüsse - 100 g

- Sesamsamen - 50 g

- Erdnussbutter - 1 Glas

- Chiasamen - 100 g

Öle, Gewürze und Süßungsmittel

- Olivenöl - 1 Flasche

- Kokosöl - 1 Glas

- Ahornsirup - 1 Flasche

- Honig - 1 Glas

- Paprikapulver

- Curry

- Zimt

- Meersalz

- Pfeffer

- Dill

- Minze (frisch)

- Basilikum (frisch)

- Thymian

- Oregano

- Ingwer (gerieben)

- Petersilie (frisch)

- Koriander (frisch)

Getränke

- Orangensaft - 1 Liter

- Apfelsaft - 1 Liter

- Kokoswasser - 1 Liter

Weitere Artikel

- Backpulver - 1 Packung
- Vanilleextrakt - 1 Flasche
- Hummus - 1 Packung

BONUS
Kräuter zum Greifen nah: Ihr Aromagarten

SCANNEN SIE DEN QR-CODE EIN, UM IHREN BONUS ANZUZEIGEN UND HERUNTERZULADEN

ODER DIE URL KOPIEREN UND EINFÜGEN:

https://qrco.de/bfFtL2